強迫性障害への認知行動療法

講義とワークショップで身につけるアートとサイエンス

ポール・サルコフスキス

監訳

小堀　修
清水栄司
丹野義彦
伊豫雅臣

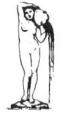

星 和 書 店

Seiwa Shoten Publishers

2-5 Kamitakaido 1-Chome
Suginamiku Tokyo 168-0074, Japan

Lecture and Workshop of Cognitive Behavior Therapy for Obsessive Compulsive Disorder

by

Paul Salkovskis

translated by

Osamu Kobori

Eiji Shimizu

Yoshihiko Tanno

Masaomi Iyo

Copyright © 2011 by Seiwa Shoten Publishers, Tokyo

はじめに

　本書は，ポール・サルコフスキス教授によって開発された強迫性障害の認知行動療法を，教授の基調講演とワークショップを文章として出版することで，より深く理解することを目指した解説書です。
　さて，まえがきとして，サルコフスキス教授の強迫性障害の認知行動療法における科学と実践に関しての概観を簡単にご紹介したいと思います。
　サルコフスキス教授の登場する前の不安障害の心理学的介入は，行動療法（すなわち，曝露療法）でした。強迫性障害では，曝露に，反応妨害（自分で不安を下げる一時しのぎのような強迫行為〈すなわち，反応〉を妨害する療法）を加えた曝露反応妨害法が基本とされていました。曝露療法と曝露反応妨害法は，どちらも，不安を引き起こす事物や状況に自らをさらしていくことによって不安が下がっていくことを体験する行動療法であり，パニック障害，広場恐怖，特定の恐怖症，心的外傷後ストレス障害，強迫性障害，社交不安障害，などの不安障害全般に共通に用いることができる，transdiagnostic approachなので，現在も原点の治療法であることにかわりはありません。
　しかし，サルコフスキス教授の登場により，新しい時代が到来しました。サルコフスキス教授は，認知療法の観点から，強迫性障害に疾患特異的な認知モデルを研究したのです。認知療

法では，それぞれの不安障害の特徴的な認知の歪みが認知・感情・行動の非機能的な悪循環を維持し，症状を引き起こしているのだから，行動を変えたり，認知を変えたりすることによって認知モデルを検証し，認知の再構成によって，機能的な循環に変えて，症状を解消させます。本人が必要で良かれと思ってやっていた安全行動や回避行動をやめて，適応的な行動をしてみること（行動実験）で，認知の再構成を行うのが，認知療法の行動療法的な側面です。

　伝統的な行動療法的アプローチを基盤に，認知療法的なアプローチの科学と実践を行ってきた，サルコフスキス教授の業績は，強迫性障害に対して，行動療法と認知療法を統合した「真の認知行動療法」を開発し，確立した点であり，それは，まさに画期的なものです。そして，本書の画期的な点は，サルコフスキス教授の開発した，強迫性障害の「真の認知行動療法」を「話し言葉」で読みながら，理解をすることができる点です。

　この基調講演とワークショップが行われたのは，2009年10月11日（日）〜13日（火）の，第9回日本認知療法学会（会長　伊豫雅臣・清水栄司；千葉大学大学院医学研究院教授）と第35回日本行動療法学会（会長　丹野義彦；東京大学大学院総合文化研究科教授）の同日開催（千葉市，幕張メッセ国際会議場）でのことでした。

　第1日目の日本行動療法学会第33回研修会・第10回認知療法研修会（ワークショップ）の中で，サルコフスキス教授の6時間ワークショップ「強迫性障害への認知行動療法〜自分の意志で変わろうと思えるように援助する〜」が小堀修博士の逐次通訳により行われ，第2日目の昼に，サルコフスキス教授の基調講演「強迫性障害の理解と誤解」が伊豫雅臣教授の司会により行われました。どちらも非常に好評を博したことから，本書が

企画されました。

　また，この基調講演後には，大会企画シンポジウムとして「認知行動療法を日本に普及するにはどうすれば良いのか？──英国モデルから──」というタイトルで，サルコフスキス教授に企画・発表していただき，日本での認知行動療法の普及に助言をいただきました。このシンポジウムの内容は，日本認知療法学会機関誌である「認知療法研究」第3巻（2010年9月）p21-30（Paul Salkovskis，清水栄司，小堀　修，大野　裕，丹野義彦）に収録されています。

　「話し言葉」だけでなく，さらに，サルコフスキス教授の「書き言葉」での理論的な文章を読んで勉強したいという方には，本書の読後に，「認知行動療法の科学と実践」（David M. Clark（著），Christopher G. Fairburn（著），伊豫雅臣（監訳），星和書店，2003）の中の，サルコフスキス教授が分担執筆をされている強迫性障害の章をお読みいただくことをお勧めします。

　それでは，サルコフスキス教授の華麗な認知行動療法の世界をじっくりと堪能してください。

清水栄司，伊豫雅臣，丹野義彦

目　次

はじめに ……………………………………………………………………… iii

基調講演
強迫性障害の理解と誤解 ……………………………………………… 1
　強迫性障害の理解　1
　基盤的研究：最近の例　7
　認知行動療法と曝露反応妨害法との比較　8
　強迫性障害の誤解　16
　将来取り組むべき課題，早期発見・早期介入について　22

ワークショップ
強迫性障害への認知行動療法 ………………………………………… 29
　心理療法の基盤─不安の性質と別の説明法　30
　認知行動療法における協働関係　34
　不安が強くなる仕組み　35
　不安が維持される仕組み　38
　強迫性障害の診断　40
　強迫性障害の行動理論　42
　強迫性障害の認知理論　44
　強迫的な信念を体験学習する　45
　認知行動療法の構造　48
　強迫性障害のアセスメント　51
　目標設定と動機づけ　53
　ケースフォーミュレーションとノーマライジング　55
　フォーミュレーションの障害物　62

別の説明法と行動実験　64
　　侵入思考についての心理教育　69
　　自らの意志で変わろうとすることを援助する　71
　　行動実験への動機づけ　76
　　曝露を含まない行動実験の実例　78
　　曝露反応妨害法の基本原則　80
　　曝露反応妨害法において必要となる技能　83
　　曝露反応妨害法の実例とコツ　85
　　セラピーの障害物　88
　　ワークショップで扱わなかった「宿題」のスライド　94

あとがきにかえて 95

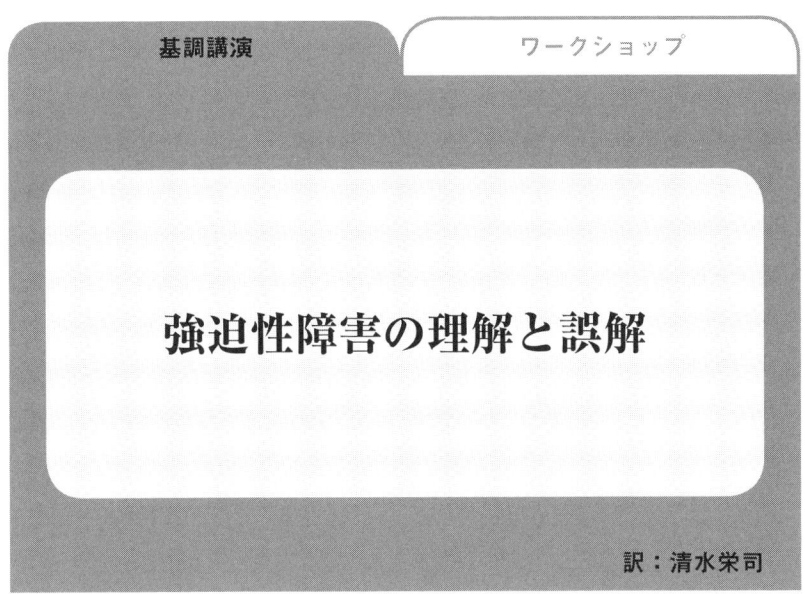

基調講演　ワークショップ

強迫性障害の理解と誤解

訳：清水栄司

強迫性障害の理解

　強迫性障害（obsessive compulsive disorder：以下OCDと略す）の理解と誤解について，まず，誤解より先に理解の話をしたいと思います。はじめに，私の母国，英国での歴史をご紹介します。図1は，私が責任者を務める，ロンドンにあるモズレー病院の不安障害トラウマセンター（Centre for Anxiety Disorders and Trauma）[訳注1]です。モズレー病院は非常に古い歴史を持っており，欧米で最古の精神病院の1つです。図2は非常に有名な絵画ですが，そのモズレー病院と同じ組織で，昔の精神病院であるベスレム病院（Bethlem Royal Hospital）の状況を示してい

訳注1）2010年現在，Salkovskis教授は，Bath大学に異動されました。

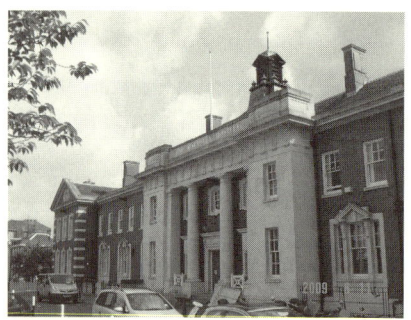
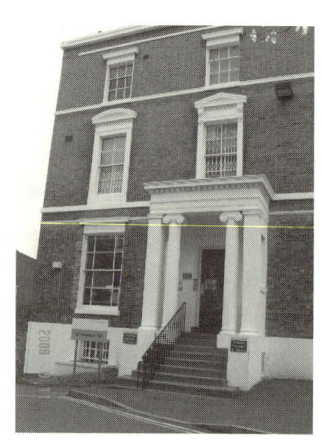
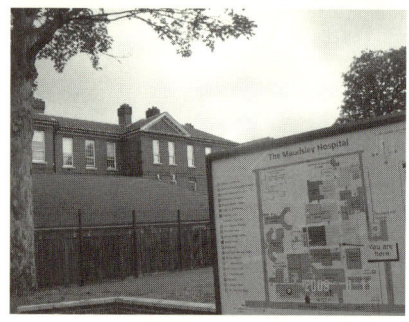

図1　モズレー病院にある不安障害トラウマセンター

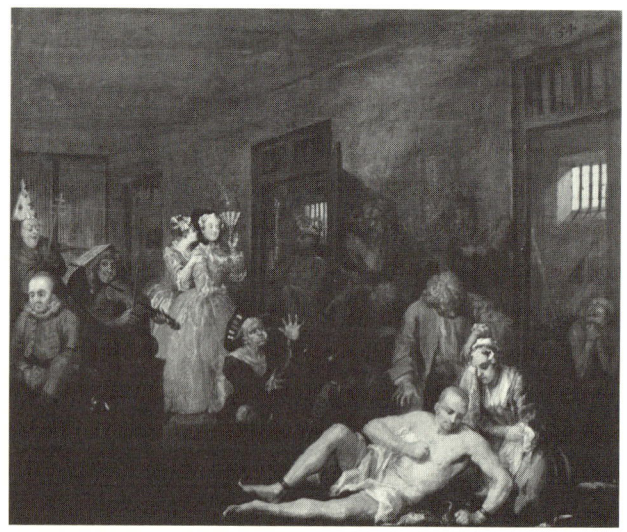

William Hogarth, A Rake's progress, 8 ; The Madhouse
図2　およそ300年前のベスレム病院を描いた絵画

- 強迫観念：繰り返し生じる思考，イメージ，衝動もしくは疑念で，その人がもたらすかもしれない／防止できるかもしれない潜在的な危険を意識化させる
- 強迫行為：強迫観念によって意識化された危険を防ごうとする行為や反応，その生起に対する責任を減少させるための行為や反応

図3　強迫観念と強迫行為の認知的現象学

ます。この絵画は300年ほど前の状況を示しているのですが，このようなひどい状況がなくなった理由というのは，私たちの精神疾患の理解の変化にあります。その理解の変化のスピードは現在，どんどん加速しています。精神疾患，特に今回は，OCDの理解について，これから話を進めていきます。

図3に示すように，OCDというのは，強迫観念と強迫行為という現象学的な定義です。何度も何度も同じ思考，イメージ，衝動，疑念が浮かび，何か非常に悪いことが起こるだろう，自分や大切な誰かに何か害が及ぶだろうと思うわけです。それをなんとか阻止しなくてはいけない，それは自分の責任だと思い，この「責任感の拡大」の結果として，今度は強迫行為が発生することになります。

もともと強迫行為の意図というのは，身に及ぶ危険をなんとか阻止しようというものです。そしてそれが起こってしまった場合の責任が自分に及ばないようにということで，この状況をコントロールしようと思って，強迫行為を行うと，今度は，不安をコントロールできなくなってしまうという状況が問題です。

そのような状況は，認知の面からは，不安が消えない，持続していると理解されるわけですが，不安を感じるというのは正常なことです。誰でも不安を感じることはあります。時々，嫌なことが頭に浮かぶこともあります。

それでは，OCDの患者さんとOCDではない人とはどのように違うのでしょうか。思考やイメージ，衝動が心に浮かぶというところは同じな

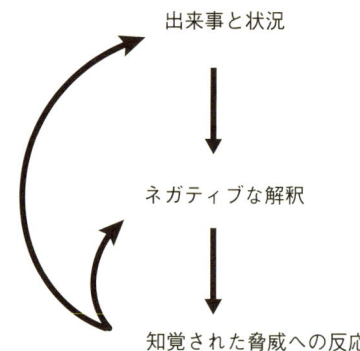

図4 不安の維持に関する単純化した認知モデル

のですが，その解釈に過ちがあるのです。自分の愛する人を傷つけてしまうかもしれない，本当にそうなるかもしれないという思考が浮かんでくると，OCDでは，そのようなことが起こらないように，いろいろそれを防止しようということを考えます。つまり，自分のせいでそのような害を与えることのないようにしたいということで，その反応としての強迫行為も増えます。あまりコントロールされていない反応，つまり不安や恥の感情も現れます。また，そのようなことを考えないようにしようと，考えを追い出そうとします（思考抑制）。図4のように，認知理論によると，このような反応によってネガティブな（陰性の）解釈が維持されてしまうわけです。

　たとえば不潔に対する恐怖があると，不潔のために家族が死ぬかもしれないと思ってしまいます。もちろん家族は病気にすらならないわけですが，それは自分が不潔な状況をきちんと清潔にしているからだと考えます。それで，この悪循環が確立するわけです。

　また，自分の子どもに性的な虐待を加えるかもしれないという思考が浮かぶと，とても恐怖を感じ，自分が恐ろしい人なのではないかと感じます。そうすると，そのような考え方を頭の中から追い出そうとします。

　たとえば今，キリンのことは考えないようにしようとしてみてくださ

- 受け入れがたい侵入はよくあること
- 侵入が生じたときに，危害を防ぐために何か行動しなければ，責任を追うことになるだろう，とOCD患者は信じている
- OCD患者は（思考を取り除こうと，危害を防ごうと，確かにしようと，きれいにしようとなど）一生懸命にやりすぎてしまう
- 時間が経つにつれ，解決方法が問題に変わってしまう

図5　OCDの認知理論：簡単に言うと

い。考えないようにと思えば思うほど，頭から追い出そうと思えば思うほど，キリンのことを考えてしまうでしょう。それも悪循環です。

　これが一般的な認知のモデルで，不安がこのようにして慢性化してしまうというのが認知の理論です。これは非常にシンプルな意味合いを持っております。つまり解釈や，それに対する反応の意味づけをコントロールすることができれば，疾患をコントロールすることができるというのが認知行動療法（CBT）の理論の基礎です。この「意味づけ」が認知であって，「反応」が行動ということになります。

　OCDの認知理論を簡単に要約したものを図5に示しました。このように，受け入れることができないような思考やイメージ，衝動などは誰にでも起こります。しかし，強迫的な人というのは，その観念から起こる可能性のある害を考え，もしもそれを予防しなかったら，それはすべて自分の責任になると考えます。反応としては「忘れないようにしよう」「ドアをちゃんと閉めよう」「手をきれいにしておこう」と，ものすごく頑張るわけです。その結果として，だんだんと解決法自体が問題を生じてしまうようになります。

　たとえば不潔恐怖の人の場合，問題は不潔だということではなく，何時間もかけて手を洗うことです。つまり問題を解決しようという方略自体が問題となってしまいます。ということは，行動に何か欠陥があるのではなくて，患者があまりにも頑張りすぎる，努力しすぎるというところに問題があるわけです。

　図6は，このOCDのモデルを臨床的に応用する際に用いる「悪循花

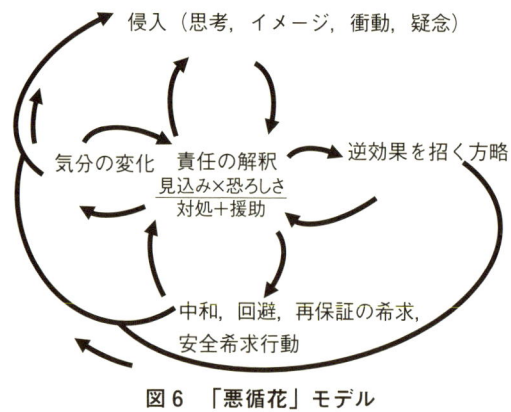

図6 「悪循花」モデル

（Vicious Flower）」の図です。悪循環が花のように広がっていくところから，「悪循花」と呼んでいます。図4の単純な悪循環の図を少し複雑にしたものです。まず侵入してくる概念やイメージなどについて責任感という面からの解釈を加えると，その解釈の結果として，4種類の反応が起こってきます。まず，頭の中で起こっていることについて心配していると，そこに注意がいってしまいます。問題が起こるのではないかと思っていると，そのことばかりを考えて，それが問題になってしまいます。何か嫌なことを考えたらば，それを抑制，または中和しようとします。そのような行動のすべて，たとえば回避行動や手洗い，中和行動，確認といったものはすべて，身の安全を希求する行為です。悪いことが起こらないように防止すればいいと考えて行うことが，その思考を維持させる働きをしてしまうのです。

　その結果，ほとんどすべての障害に起こることですが，気分の変化が起こります。ネガティブに考えると悲しくなり，怖くなります。悲しいとか怖いと感じている時には，また，どうしてもネガティブに考えてしまい，悪循環ができあがります。つまり悲しかったり，不安だったりという感情が強いと，もっと悪い方向に考えてしまうことになります。

基盤的研究：最近の例

強迫性障害の再保証

　よりよい理解のために，OCDの基盤的な部分について，いろいろな研究がされていますが，その中からいくつか，新しい研究結果をお話ししたいと思います。

　最初の研究は，再保証（reassurance）についてです。(1)事態を悪くしてしまうのに，どうして患者は再保証を求めるのか。(2)また，事態を悪くしてしまうことをわかっていながら，どうしてケア・テーカー（care taker）は再保証を与えてしまうのか。再保証を求めるというのはOCDの強い特徴で，それが問題の一環であろうと思います。再保証を希求するということは，ほかの人が害の責任をどのように信じているかを確認したいということです。

　その結果，皆さんもよくご存じだと思いますが，OCDの人は，悪循環のため，どんなに再保証を求めないようにと言ってもやめられませんし，ケア・テーカーも再保証を与えることをやめることができません。そこで，われわれが研究したのは，なぜ再保証を求めることをやめられないのか，なぜ再保証を与えることをやめられないのかということです。

　簡単に要約すると，1つには，患者さんがどのくらい安心できるのかという点，そしてもう1つは，ケア・テーカーが，どのくらい患者さんが安心していると思うかという点についての研究です。再保証を与えない（「大丈夫だよ」と言わない）場合には，患者本人も安心しないと思っているし，同様にケア・テーカーのほうも患者は安心しないだろうと思っています。153例のOCD患者とそのケア・テーカーを対象にした私たちのこの再保証に関する研究は，世界に類がない，非常に多数の症例について検討したもので，非常に誇れる研究です。

　まず，「安心感」についての研究ですが，再保証を与えた場合，患者は，安心感が増していきますし，ケア・テーカーも患者は，安心感が増

していっているだろうと思っています。しかし，長期的に見ると，この安心感というのは，だんだん減っていってしまうのです。安心感が減っていくことを，患者もケア・テーカーも両方が認識をしています。

再保証がうまくいかない理由は，安心感がどんどん減ってしまっているにもかかわらず，再保証を与え続けてしまっているからなのです。それはなぜか。再保証を与えなかった場合，いったいどれほど不安感が強まってしまうのだろうかという考えが大きいからです。どんなに再保証を与えてもだんだんと安心感は少なくなっていくのですが，結果として，与えないよりはまだいいということです。長期になればなるほど再保証はどんどん与えられ，そしてさらに問題が悪化していくのはまさにこういうことがあるからです。

今度は，同じ153例の患者とケア・テーカーのグループに対して，「不安」に関して検討してみました。もしも再保証を与えなかった場合，非常に不安感が高まります。再保証を与えると不安感は減るのですが，不安を減らすことができる度合い，すなわち，再保証の効果はだんだん減っていくということが明らかになりました。

したがって，どこかで患者に対して再保証の希求をやめさせなければなりません。まさにそれが現在，治療の開発を進めている方向です。その方向でOCDの理解というのを認知的な観点から深めていっているという状況です。OCDに関する理解をどのように深めていくか，その目標は最終的によりよい治療を提供することです。どのようなメンタルヘルス上の問題であったとしても，研究は，よりよい治療へつながるというところに帰結しなければ意味がないと考えています。

認知行動療法と曝露反応妨害法との比較

認知療法は，患者の認知（信念）を主に取り扱います。一方，行動療法は，患者の行動を主に取り扱います。この両者の間で，治療効果につ

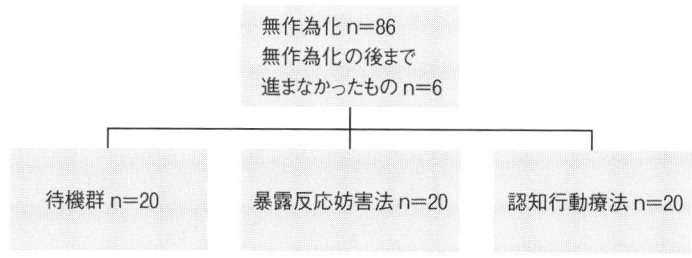

図7　OCD治療試験（treatment trial）

いて差がないこと，すなわち，認知療法の効果は，行動療法の効果とほぼ同等であることがこれまでの研究で示されてきています。

　認知療法と行動療法の両方を使えなければならないと私は考えています。純粋な認知療法，純粋な行動療法というのは使える手段の1つだけを使っているのです。たとえていうなら，鳥が片羽だけで一生懸命に飛ぼうとしているようなものです。認知療法と行動療法の両方をやるべきなのです。

　認知行動療法（CBT）は，認知と行動の両方に働きかける療法です。一方，現在，OCDの精神療法（心理学的治療法）のゴールドスタンダードになっているのは曝露反応妨害法（ERP）であり，行動に働きかける行動療法です。そこで，認知的枠組を持つCBTが，従来型の馴化に基づくERPを上回る効果があるかどうか知るための研究を行いました。図7のように，OCD治療試験として，待機群（ウエイトリスト），ERP群，CBT群の3つの群にそれぞれ20例ずつ患者を割り付けて，治療効果を比較しました。

　待機群の20例は，待機期間が終わった後，10例ずつERP群とCBT群に割り付けましたので，症例数nは，ERP群とCBT群で最終的に30例ずつになっています。つまりERPを受けた人が30人，CBTを受けた人が30人というように，結局はERPとCBTの2群比較ができます。

　さて，最初の前提として，問いかけなければならないのは，ERPとCBTの2つの治療は効果があるのかということです。つまり，ERPと

CBTを比較して差がなかったということになると，両方とも同じぐらい効果があったと結論できるのか，それとも両方とも同じように無効だったということになるのかという議論です。

ERPとCBTのどちらかのほうがよかったという結論になったとしても，片方は効果があって，もう片方が無効だったのか，それとも両方とも効果があって効果の度合いが違うのかということがわからなくなってしまいます。それゆえに，待機群と比較する，3群間の比較を最初にやるという前提が必要になったわけです。

さて，最近，日本語版も提供されるようになった強迫性尺度（Obsessive Compulsive Inventory；OCI）[訳注2]の苦痛度の合計点を見てみます。待機群は，予想どおり，待機期間の12週間後も，ベースラインと得点が変わりませんでした。それに対して，ERP群もCBT群も，治療後，待機群と比べると，非常に改善しています。Yale Brown強迫性尺度（Y-BOCS）も，その患者さんがどちらの治療を受けているかがわからないように，盲検化された評価者によりスコア化されました。Y-BOCSについても，待機群は改善していません。そして，ERP群，CBT群は，どちらも有意に治療効果が見られることがわかりました。したがって，どちらの治療も，何もしない待機群よりもよかったのです。3群間の比較の結果は以上です。

次に，本題の，2群間，つまりERP群とCBT群の治療に差があるかどうかです。どちらも何もやらないよりはいいということがわかったわけですが，その両方の間には差があるのか。その答えを出す前に，この2群間比較に関して，もう1つやっておかなければならないことがあります。比較の方法論が適切かどうかを確認することです。

精神療法の研究において，非常に高い効果があると思っている治療法とそれほどでもないと思っているものを比較する際に，いつも問題にな

訳注2）Obsessive-Compulsive Inventoryの日本語版は，認知行動療法実践資料集（第9回日本認知療法学会・日本行動療法学会第35回大会，2010）に掲載されている。

るのは，非特異的要因が研究デザイン中に考慮されているかどうかということです。「こちらのほうがきっといいだろう」と思っている治療を行う時，セラピストはより熱心にやるかもしれません。そのセラピストの信念が患者さんのほうに伝搬してしまいます。プラセボ効果というのはよく知られていますが，心理的プラセボの問題は極めて重要です。

　セラピストが熱心に一生懸命に行った精神療法のほうが，症状の改善度合いというのは，そうでなかった場合よりもいいはずだということになります。熱心にやらなかった場合と比べると，その差が出てしまうわけです。そのセラピストが，その治療を信じていないということになると一生懸命やりません。そうすると，患者さんにもそれが伝わって，「この治療法はきっと自分に効かないんだな」と思ってしまいます。

　そこで，第2セッションが終わった段階で，治療の信ぴょう性という項目をチェックします。なぜ第2セッションの後なのか。全部終わってからチェックしようとすると，この2群間の差というのはもうできあがってしまっていて，ずっと改善したのでよい治療だったのだという結論になってしまいます。

　すると，まだどちらの治療がよいのかわからない，あまり差がわかっていない段階で比較するのがいいということになります。それが第2セッションの後です。1つ目は，「今まで提供されている治療（精神療法）はどのぐらい理にかなっているだろうか。論理的か」という質問を患者さん本人にします。この質問については，ERP群とCBT群，どちらもおよそ8点で，差が見られませんでした。

　2つ目は，改善の期待度について「どのぐらいの効果がありそうか」と患者さんに聞きます。この質問も，どちらも高く，差はありませんでした。3つ目は，「ほかの強迫性障害を持っている友人に，この治療を勧めたいか」という質問。これに関しても，差はありませんでした。つまり，以上のような治療の非特異的な要因に関して，この両群の差がないということがわかったわけです。

このような非特異的要因の差がないということを前提にしてはじめて，両群の治療効果の差について，論じることができます。

2群の比較をY-BOCSで見ると，ベースライン，治療前ではERP群でもCBT群でも差がありませんが，治療後で，有意差が出てきます。CBT群のほうがERP群よりもよかったのです。治療6カ月後の追跡調査の段階でも，この差は継続しています。そして15カ月後でも，この差が継続しています。したがって，ERPにさらに認知療法を付け加えるCBTを行うことによって治療効果が増すだけではなくて，治療効果が持続するということが明らかになりました。

Y-BOCSは，強迫観念の点数と強迫行為の点数の2つに分かれています。これを反復測定解析すると，この2つの間に交互作用があることがわかりました。強迫観念の点数は，CBT群の方がERP群よりも一貫してよいです。強迫行為の点数も同じように，CBT群の方がERP群よりも一貫してよかったのですが，この差というのは，有意ではありましたが，あまり大きな有意差ではありませんでした。これは驚くにあたりません。なぜならば，ERPというのは主に強迫行為に焦点を当てた治療法だからです。ですから，強迫行為に焦点を当てた尺度で測ってみると差は小さいです。一方，ERPは強迫観念には焦点を当てていません。そうすると，強迫観念については差が大きくなるわけです。つまり全体としてCBT群のほうがY-BOCSの合計点がよいだけではなく，最も苦痛度の高い，強迫観念の改善にCBT群がより有用であることがわかりました。

子どものCBTの効果研究

英国では，政策として，Improving Access to Psychological Therapies（IAPT；心理療法へのアクセスを改善させるための政策）が開始されているわけですが，このIAPTには，実は，いろいろな内容が含まれています。CBTのセラピストの数を増員することもありますが，より低

コストで，有効な治療を提供しようということでもあります。

　まず，セラピストが研修や訓練を受けて，ということになると，それ自体もちろん非常にコストがかかります。こういった精神療法をより多くの人が受けられるようにする方法としては2つの考え方があります。できるだけ安い治療法を，標準的な治療法よりも少し効果は弱いけれども，より多くの人たちに提供しようというものです。たとえば自分でできるガイド本を使ってもらう，インターネットで治療を提供するなどです。

　こういった自助（セルフヘルプ）治療は，効果がやや低くなるかもしれません。セラピストが実際に提供する標準的な治療と比べると，4分の1程度の効果しかないかもしれません。しかし，それを受けられる人の数が10倍になれば，それが行われている社会全体のレベルで見ると差は大きいでしょう。

　普及のやり方のもう1つは，誰もがゴールドスタンダードの標準的な精神療法が受けられるようにするという，最もよい方法です。これをより安く提供する方法を模索することが考えられます。それについて，今日はお話ししたいと思います。一番よいと考えられている療法を，できるだけ低コストで提供する方法はないかということです。

　精神療法に対するアクセスを改善するもう1つのやり方として，セラピーを，それが開発された領域を超えて広げていくことがあります。ここでは，大人用の療法を，小児にまで広げていくことを考えました。私と同僚のDerek Bolton, Tim Williams, Sean Perrinは，10〜18歳の児童・思春期のOCDにおけるCBTの効果研究を行いました。

　小児にOCDの認知行動療法を提供するにあたって，2つのやり方で行いました。まず，1つは標準的なCBT群です。12週間にわたって毎週1回ずつ，つまり合計12時間行い，加えて，3回のブースターセッションを行う，合計15時間のCBTです。

　それからもう1つは，全く同じ期間の治療ですが，12回ではなく，5

回のセッションで提供します。5回しかないということなので，カバーできない情報もたくさん出てきます。そこで，その問題にどのように対処したかというと，子どもたちに自助ワークブックをやってもらいました。1回目の評価（アセスメント）の時に，この臨床試験に適しているとなって，短縮CBT群に割りつけられたら，その子どもには自助ワークブックが渡されます。ホームワークとして，1回分のワークブックの問題に答えを書いてきて，次に，セラピストと会います。セッション中に，自助ワークブックのホームワークの内容を，セラピストがよく見て，患児が理解しているか，そしてセラピーの効果が着実に出ているかを確認して，次の分のワークブックを渡します。次も同様に，ホームワークという形でワークブックをやってきてもらって，1カ月後にセラピストと会い，また次のワークブック，そして，また1カ月後，と続いていきます。こうして，全部で12週間かかるのですが，セッションは5回になります。12セッションの内容を，同じ期間ですが，セラピストと会う機会を5セッションに短く節約して，効果はそのままにコストを抑えることができるかどうかという試みです。

　この臨床試験でも，同じセラピストが，標準CBTと短縮CBTをどちらも担当しました。また，家族のセッションへの関わり方については，柔軟に関与してもらうという原則でした。なかには，セッション中，親にいっしょにいてほしくないという子どももいました。そこで，親御さんと本人，それからセラピストの間で，セッションに家族が同席するかどうかを決めました。年齢が上ってくると，家族が関与することはまれになります。ティーンエイジャーは，より自立しているためです。一方，10歳くらいの小さな子どもの場合，子どもの希望により，セッションに，親も同席する場合もあります。図8に示したように，合計95例の小児のOCDの症例が，先ほど述べた研究と同じように，待機群と短縮CBT群，標準CBT群に割り付けられました。そして，待機群は，後で，CBTのどちらかの群に割り付けられたわけです。先ほどの成人のOCDの臨床

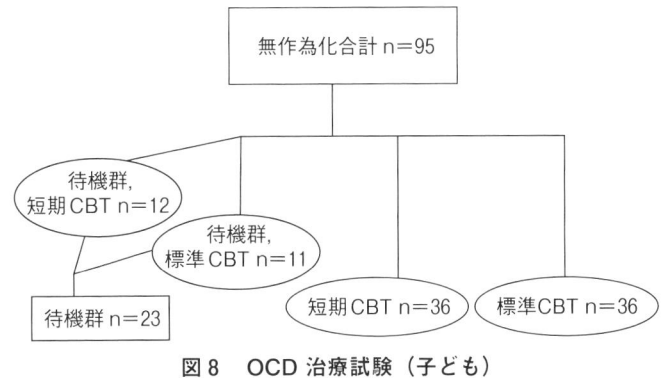

図8　OCD 治療試験（子ども）

研究と同様に，最初の段階で，治療したほうが何もしないよりもいいのかどうかということを確認した後に，今度は治療の2群を比較しました。

CY-BOCSは小児用のY-BOCSです。待機群を見ると，時の経過によりOCDは改善されないことがよくわかります。待機群では，ベースラインと治療後の点数に変化はありません。短縮CBT群は，標準CBT群と同じくらい効果があることがわかりました。そこで，次にぜひわれわれが知りたかったのは，短縮CBTと標準CBTの差はどうかということです。つまり，両者は同等だという仮説について示したかったのです。

前回同様に，第2セッションが終わった段階で，非特異的な要因に関して，2つの治療法に差がないかを見ました。予想どおり，本人たちが「理にかなっている」「効果があるだろうと思っている」「友達にも勧めたい」といった点数において差はありませんでした。

標準CBT群，短縮CBT群ともに，ベースラインでは差はありません。まず，標準CBT群は，短縮CBT群と比べて，治療直後の治療効果はより高かったのですが，有意差はありませんでした。ところが，3カ月後の追跡結果でとても興味深いことがわかりました。統計学的に交互作用が見られ，短縮CBT群と標準CBT群の効果が逆転し，有意差はありませんが短縮CBT群のほうが高くなっているのです。こう聞くと短縮したほうがいいという結論になると思ってしまいそうですが，セラピスト

同席のセラピーが少ないほうがよいとすると，その理由は何なのでしょうか。

まだ本当のところはわかりませんが，いくつかの可能性を考えています。まず，責任感という問題があります。OCDの患者さんは基本的に責任感を感じやすいです。ですから，回数が少ないと，指示的なセラピストが長く治療するより，自分でやるという責任が強くなって恐怖も減るのかもしれません。不思議な結果ですが，また検討して追試できるかどうか，非常に面白い結果だと思っております。

いずれにしても，認知療法を少ない回数で，すなわち，より安い費用でできて，しかも効果は同じとすれば，たくさんの人に精神療法が行えるでしょう。

もう1つ，われわれのセラピーの本当に目指すことは，改善を得るだけではなく，問題をなくすということです。

OCDの診断が下った患者さんがいた時，最終的にはもうOCDではなくなっているということが目的です。成人のデータによると，約60％のOCD患者は，CBT終結後，完治しているというデータがありますので，子どもでも，同じ結果がほしかったわけです。実は成人とほぼ同じ値で，55％の子どもが両方のCBT群とも，3カ月後のフォローアップの時点で，完全にOCDがなくなって，完治していました。これは大きな改善です。この方略は非常にうまくいったと思っています。

強迫性障害の誤解

ここまでお話ししたのが強迫性障害の「理解」についてです。それでは，ここからは「誤解」についてのお話しします。

OCDの将来を考える場合に大切なことの1つは，治療が無効だった場合どうしたらいいかということです。既に示したように，患者の55％が治療終了時に完全に改善していましたが，つまり，残りの45％は無効

でした。少しは改善しましたが、まだまだOCDが残っているということです。55％は、よい結果ですので喜んでいいのですが、45％は治らなかったというのは非常に残念です。

　なぜでしょうか。理由は2つ考えられます。1つめの理由は技術的な問題です。患者さんは認知行動療法を受けたけれども「正しく治療が行われなかった」または「実際はCBTの適応ではなかった」という問題です。これはセラピストのトレーニングが不足していたとか、よくなかったとか、セラピスト本人がきちんとした治療をできる状態でなかったなど、技術トレーニングの問題がセラピスト側にありうるということです。しかし、これは解決可能です。セラピストにきちんとしたトレーニングをして、きちんとしたスーパービジョンをすればいいということで、それほど深刻な問題ではありません。

　もう1つの理由は、深刻な問題で、「正しく治療が行われたにもかかわらず、改善しなかった」という問題です。そういう本当の意味での治療抵抗性の患者を、治療できるようにすることを、これからの研究課題にしていきたいと考えております。

　失礼にあたっては困るのですが、結果として治療が無効だった主な理由というのは、私たちセラピストが患者さんあるいはセラピーに、陰性感情を持っている時だと考えます。つまり、私たち自身に問題があり、私たち自身が邪魔をして、治療が功を奏さないという理由です。

　現在私たちが行っている研究は、治療者の信念が治療効果にどう影響するかというテーマです。ある特定の患者さんや疾患に関してネガティブなことを信じていた場合、その結果として、治療効果はよくならないのではないか、ということについての研究です。例を挙げますと、セラピストが、OCDは遺伝疾患で、生まれつきの病気であり、変わり得ないと考えていると、よい治療効果は得られないことになります。「いや、そんなことはない、OCDは改善できる」と信じているセラピストより、治療効果が低いということです。

つまり，治療者自身が「これは効くはずがない」と思って治療をしていたのだったら，それは患者にも伝わって，治療効果を生まないことになります。それによって，治療の順守態度も変わってくるでしょう。そこで2つの誤解について，紹介しましょう。多くの臨床医の考えによるものですが，(1)早発型のOCDは遅発型より治療しにくいという誤解と(2)併存疾患（パーソナリティ障害を含む）がOCDの治療を難しくするという誤解の2つです。

1つ目の誤解は，OCDの発症年齢が非常に低い場合，つまり子どものOCDだと神経学的にも何か異常があって，心理療法などは効きにくいという考え方です。2つ目の誤解は，パーソナリティ障害プラス不安障害があるという併存疾患を有する人のほうが，治療効果が悪いという考え方です。

早期発症の有無によるOCDのCBTの治療効果

そこで2つの研究を行いました。最初の研究（2009）は，私とClaire Lomax, Victoria Oldfieldによるものです（図9）。発病が12歳以下だったと報告した人を早発群（n=22），発病が16歳以上だったと報告した人を（遅発群n=23）としました。発病が13歳以上15歳未満の人は除外しました。どちらの群も，資格のある経験豊かなトップセラピストが，ロンドン大学精神医学研究所不安障害トラウマセンターにて，無作為化比較試験でCBT治療を行いました。治療時点では全例がもう成人していて，平均30代です。ただ，発症年齢が非常に若い12歳以下か，または16歳以降かという点で，2群に分けました。言い換えれば，思春期の前か後かということで，22例と23例に分けたのです。図10，図11のOCIの洗浄強迫と確認強迫のスコアをそれぞれ見ると，確かに治療前は重症度に有意差があり，早発群のほうが，遅発群より症状が重いです。ところが治療後は両群とも有意に改善しており，より重症であった早発群の患者さんのほうが大きく改善していて，最終的には症状の重症度に違い

発病が12歳以下だったと報告した人は早発群　n＝22
発病が16歳以上だったと報告した人は遅発群　n＝23
発病が13歳以上15歳以下は除外された

どちらの群も，資格のある経験豊かなセラピストから，精神医学研究所／不安障害とトラウマセンターにて治療を受けた

図9　早発発症の有無による2群

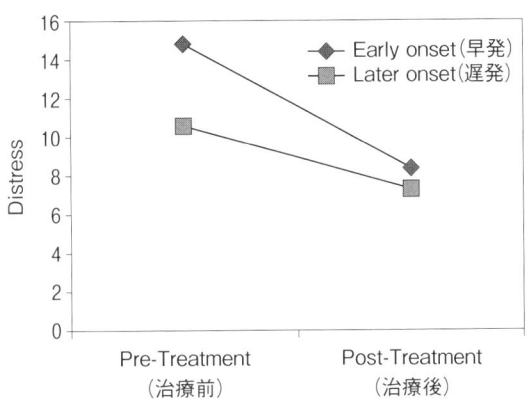

図10　OCI Washing（洗浄強迫の下位尺度）の変化

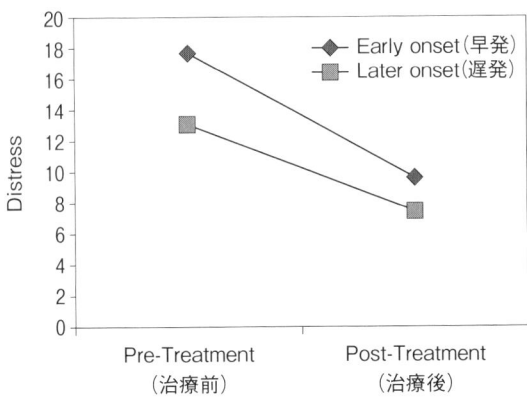

図11　OCI Checking（確認強迫の下位尺度）の変化

> 強迫性障害と強迫性パーソナリティ障害　n＝47
> マッチしたサンプル：強迫性障害のみn＝47
>
> どちらの群も，資格のある経験豊かなセラピストから，精神医学研究所／不安障害とトラウマセンターにて治療を受けた

図12　強迫性パーソナリティ障害（OCPD）の有無による2群

がないという結果です。つまり，早発の患者さんだからといって，治療が効かない，あるいは効きにくいということはないことになります。

　早発の患者さんは，非常に大きな改善を示します。決して早発は治療に不利ではないのです。精神薬理的に，SSRIといった抗うつ薬では，若年発症の患者さんにはあまり効き方がよくないというデータがあります。ということは，心理療法と薬物療法は，効き方に何らかの違いがあることが示唆されます。

強迫性パーソナリティ障害（OCPD）の有無による OCDのCBTの治療効果

　次に強迫性パーソナリティ障害（OCPD）の有無での検討を行いました。私とOlivia Gordon，Victoria Oldfieldが行った研究ですが（図12），OCDとOCPD（n=47）と，年齢や重症度をマッチさせたサンプルでOCDのみ（n=47）の2群に対して，資格のある経験豊かなセラピストがCBTを行いました。つまりOCPDの合併の有無で2群に分けています。OCPDを合併している場合に難治性になるかどうかを検討しました。

　私がこの結果を最初に見た時，思わず「確認強迫的」になってしまいまして，研究アシスタントに「もう一度きちんとグループ分けが正しくされているかをチェックしてください」と言ったのですが，確認し直してもらっても，やはりグループ分けは正しかったのです。図13，図14は，OCIの儀式に伴う苦痛度とOCIの合計点をそれぞれ示していて，一群はOCDはあるが，OCPDはない群，もう一群はOCDにOCPDを合併して

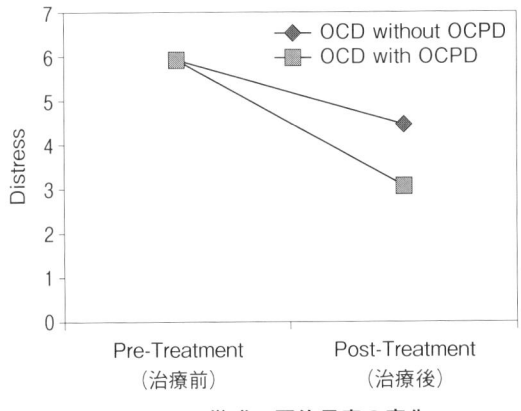

図13　OCI儀式の下位尺度の変化

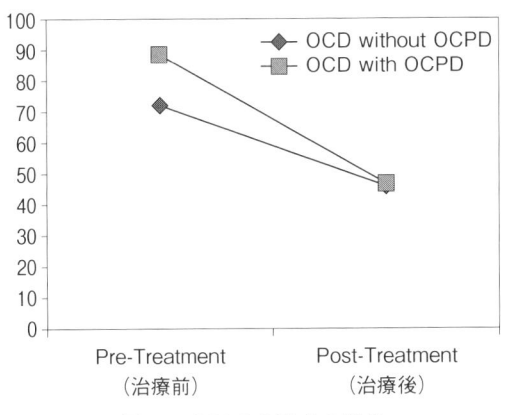

図14　OCIの合計点の変化

いる群です。予想を裏切って，OCPDの合併があったほうが，有意に，より改善が大きかったのです。ただ，この結果は，何が起きているのか解明の必要があります。

　OCPDの患者さんの具体例をお話しすると，少しはヒントになるかもしれません。ある患者さんに集中的CBTを行いました。1週間で全部の治療を行ったのです。100％の時間を治療にかけてもらって，週に何回もCBTを行いました。その患者さんは，治療後には，「強迫症状は全

然なくなりました，完治しました」と言いました。治療についての感想を聞くと，「治療はとってもよかったわ」と彼女は言います。「あの治療の時，汚いものに触らせましたよね。たとえばトイレの便器に触らせて，その後そのままランチを食べるということをしました。それ以降，私は，毎日毎日その治療を自分でやったのです。毎日トイレに触ってからランチを食べるようにしました」。確かに治療の最初にはそういうことをやらせるのですが，私たちセラピストの側は，まさか1週間ずっとやり続けるだろうとは思っていませんでした。むしろ，逆にそれが儀式化してしまう危険を感じたほどです。そこで，「年に1回ぐらいにしてください」とも言ったのですが，彼女はその治療をとても喜んでやっていました。私も彼女の治療結果にはとても満足でした。

彼女の例は，どういうことかというと，OCPDというのは完璧主義的なパーソナリティです。徹底的に，完璧にやろうとする人たちです。ということになると，OCDの治療を完璧主義者のように完璧にやったのだと思います。治療を完璧にやったので，結果がよかったのかもしれません。これが原因なのかどうかわかりません。将来，完璧主義が治療にプラスに働いたかどうかというテーマで検討してみるべきでしょう。

私たちセラピストは，偏見によって治療の結末を，治療を行う前から予期してしまうということがあります。しかし，セラピストは，臨床上の風評のような偏見を持つべきではなくて，きちんとした科学的なデータに基づいて，治療効果を予想するべきだという結論に至ります。

将来取り組むべき課題，早期発見・早期介入について

さて，将来についてお話をして，このセミナーをおしまいにしたいと思います。

精神療法に対するアクセスを大きくするにはどうしたらいいのか，また，治療の失敗にどう取り組むのかというお話をしましたが，そういう

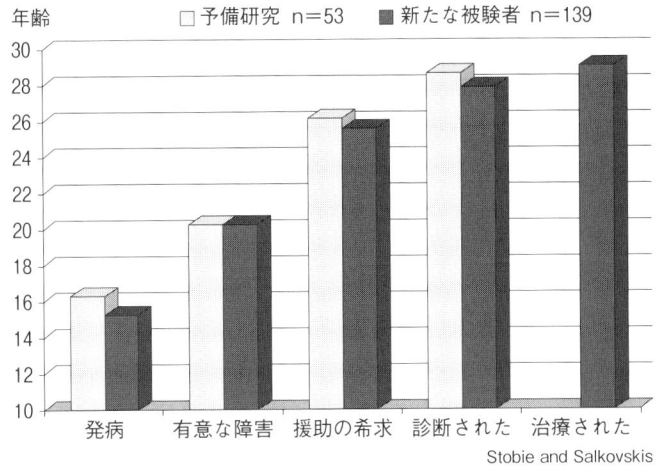
図15 発病と経過に関する2つの研究

方向に向かっての活動は実際に始まっています。しかし，ほかにも問題があります。

　重要な課題をいくつかご紹介します。まず，図15は，発病と経過に関する2つの研究で，患者の2つの群（53人と139人）を示したものです。両群とも，OCDを最初に発病したのは平均で15歳ぐらいです。数年後，平均で20歳ぐらいになると，OCDが生活に影響を及ぼし障害になってきました。(もちろん平均値なので，6歳の時からとか，30歳の時から，という人もいました)。そして次に，「いつ受診しましたか」というと，6年くらいたってからようやく助けを求め，初診の年齢は平均値で26歳です。その間はただ1人で苦しんでいるだけなのです。平均値で20歳から26歳の頃ですが，この年齢は友人をつくったり，教育を受けたり，人生においてとても重要な時期であるにも関わらず，です。

　したがって，この間の発症から初診までのギャップというのは非常に大きな問題だといえるでしょう。この間のQOLを失ってしまうということは，人生においてとても重要なものをたくさん失ってしまっているということを意味します。そして正しい診断名をもらうまでに，ここが

もう暗い気持ちになってしまうのですが，初診からさらに2年程たってしまい，平均28歳です。さらに受診してから診断がつくまでのギャップを，さまざまな努力によって解決しなければならないのです。

さらに治療までに時間がかかります。平均すると3年くらいたってからようやく治療ということで，これは恥です。このような形で患者さんを苦しませていてはなりません。まず，そもそも受診をしないということもそうですが，受診してから診断が正しいものがつかないというのはたいへんな恥です。

OCDの予防研究

ですから，OCDに関しての問題が発病とその後の経過においてそれぞれあるとすると，まず長期的に予防を考えなければなりません。発症しないようにするにはどうしたらいいかを考えるのは当然です。そして早期発見，早期介入です。日本あるいはイギリスのような規模の国全体を考えた時に，どのようなことができるでしょうか。

いくつかの考え方，アイデアがあって，まず，OCDというのはそもそもどこで起きるのでしょうか。私たちはしばらく前から気付いていたことですが，女性の場合，一番OCDを発症しやすいのは，妊娠の時です。妊娠は，極めて強力なOCD発症の刺激事象です。ホルモン変化，神経科学的変化に加えて，非常に大きな心理学的変化ももたらします。

責任感ということを先ほどお話ししました。子どもをおなかの中に抱え，そして腕の中に抱えるというのは非常に大きな責任です。そもそも「責任」に対して不安を感じるような傾向がある人にとってみれば，これは非常に重大なことです。そこでいくつかの参加機関で妊娠初期20週にある症例全例に対し短く簡単で誰にでもできるアンケート調査によるスクリーニングを行いました。

そのアンケート調査は，OCD発症の素因があるかどうかについてのもので，同時にOCDの症状も検出できるものでした。そして，スコア

- インテンシブCBTの6つの事例（2週間で12時間と1カ月後のフォローアップ）
- 治療時に，幼児は6〜14カ月
- さまざまな症状表出（秩序，2×子どもへの危害，3×感染恐怖）
- 家庭での治療が4例，クリニックでの治療が2例
- 治療は認知的要素と行動実験，曝露

図16　ケースシリーズ：出産後OCDの治療

が高かった人を出産後1年間，追跡しました。スクリーニングで高いスコアの群と対照群とで，1年後の実際のOCDの発症に明らかに差があることがわかりました。そこで，今度はスクリーニング時点で発症しやすいと考えられる人に対して，発症を予防するための治療を提供する研究に，同僚のChallacombe先生と共に，現在，取り組んでいる最中です。

　周産期にOCDがあると診断された女性を対象として，発症後すぐに，場合によっては発症前から，治療法，予防法を提供できないかという発想です。産科に対して，OCDをちょうど出産前後に発症した人たちを紹介してくれるよう依頼して，最初に私たちのところに紹介されてきた6例に対して治療を行ったケースシリーズの結果を図16に示します。

　治療時，赤ちゃんは，生後6〜14カ月までの範囲でした。OCDに関しては，いろいろな症状が見られました。非常に厳格に整理整頓をする，自分の子どもに危害を加えてしまうのではないかという不安，不潔恐怖などの症状です。より大きな母集団を見ると，最も多いのは子どもへ危害を加えるのではないかという不安と，感染恐怖であるということが，わかりました。

　治療は，集中的CBTで，数週間の間に全部を行う方法としました。4例は子どもがいる女性の家庭に訪問して治療を行い，残り2例は赤ちゃんを連れてきてもらって外来のクリニックで治療を行いました。治療場所に関しては本人に選んでいただきました。すなわち，自宅で治療を受けたいという人が4人，外来クリニックに来てもいいという人が2人

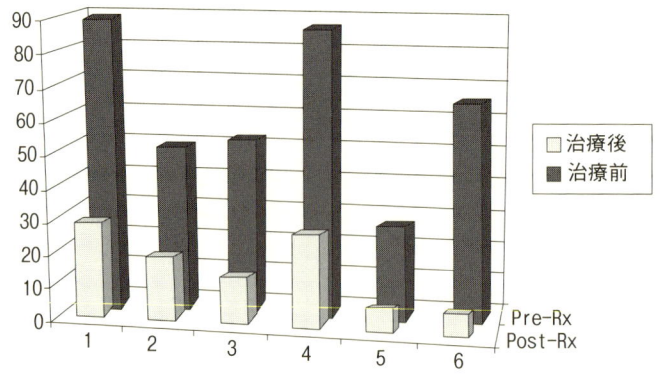

図17　ケースシリーズ：OCIの合計点による治療結果

いたということです。

　図17に，この6例のケースシリーズの結果を，治療前後のOCIのスコアの棒グラフで示します。ケースシリーズですから，RCT（無作為比較試験）ではありません。ただ，その結果に，私は本当に驚きました。OCDの治療で，こんなにはっきりとした結果が出たのは初めてでした。この6例のケースシリーズをとっかかりに，その後RCTを開始していますが，最初のケースシリーズがとてもよい結果が出ているので，私たちはRCTの結果が出るのを，とてもワクワクして待っています。

　また，この研究では，OCDを持つ母親とその赤ちゃんの間のアタッチメント（愛着）の度合いを見ています。OCDを持つ母親の育児は，赤ちゃんにどういう影響があるのでしょうか。たとえば，母親に不潔恐怖があるということになると，しょっちゅうおむつを替えるとか，食事の与え方といった行動が，OCDのない母親と比べて，違うかもしれません。

　そこで治療前後に，母子間の相互作用を見ました。そして，それ以外の予防の可能性も見ています。不安がある，あるいは出産後のうつがあるというような精神的な問題があるお母さんと子どもは，後になってやはり精神的な問題を抱えることが多いからです。したがって，ごく早い

段階における母子のやりとりを改善させることによって，将来の精神的問題の予防に効果があるかどうかがわかればと願っています。

　最後に，共同研究者の一覧を次ページに示して，講演を終わります。現在，私は日本に滞在していますが，多くの共同研究者の中でも，今，日本で一緒にすごしてくださっている小堀修先生をご紹介したいと思います。本日は，こんなにたくさんの方々とお会いできて本当にうれしく思っています。ありがとうございました。

共同研究者

Lesley Anderson	Victoria Oldfield
Linda Atkinson	Sean Perrin
Derek Bolton	Blake Stobie
Natalie Carter	Tracey Taylor
Fiona Challacombe	David Veale
Alicia Deale	Karina Wahl
Elizabeth Forrester	Tim Williams
Olivia Gordon	Paul Wheble
Hjalti Jonsson	
Osamu Kobori	
Danny Lam	
Claire Lomax	And others!
Joy McGuire	
Hannah Moncad	

基調講演　ワークショップ

強迫性障害への認知行動療法
自分の意志で変わろうと思えるように援助する

訳：小堀修

開催者あいさつ

伊豫：本日はお忙しいところ，サルコフスキス先生のワークショップにお集まりいただきまして，誠にありがとうございます。ワークショップの前に講師の紹介をすることはあまりないと思うのですが，私のほうからごく簡単にお話しさせていただきます。

ご存じのとおり，キングスカレッジロンドンのポール・サルコフスキス先生は不安障害，特に今日お話しいただく強迫性障害の認知行動療法では，世界的な権威でいらっしゃいます。ロンドン精神医学研究所にあります，不安障害とトラウマセンターのディレクターを務めていらっしゃいますので，臨床においても研究においても非常に切れる方で，私も非常に尊敬している方です。

ポール・サルコフスキス：本日は，強迫性障害についての認知行動療法について話すことができて，とても光栄です。この機会を提供して頂いた，行動療法学会と認知療法学会に感謝するとともに，小堀修先生にも感謝しています。

ワークショップ中にも質問を受けます。また，最後に質疑応答の時間を設けます。それではまず，前半では，心理療法の基盤について簡単にお話しします。

ワークショップ

心理療法の基盤―不安の性質と別の説明法

心理療法はどのような仕組みになっているのでしょうか。ある状況を，現実よりも危険だと思う，という理由で，人々は不安に苦しみます。たとえばパニック障害の患者さんは，身体に起こっている感覚を，自分が心臓発作を起こす，もしくは気が狂うと思ってしまいます。

社交不安障害の方は，他者の表情から，自分がとてもつまらない人間だと思ってしまいます。強迫性障害（OCD）の場合は，自分の頭の中の考えによって，何か悪いことが起きて，その責任をすべて自分が負うことになると思ってしまいます。治療では，別の，脅威の小さい説明法を，その人が考えるよう援助します。

OCDについて，具体的な例を挙げましょう。6歳の娘を持つ，とても思いやりの強い父親がいます。どういうわけか，とても不快な考えが，頭の中で生じます。その考えというのは，6歳の娘とセックスをしたいという考えです。そのことで彼は，自分が幼児性愛者だと思ってしまいます。頭からその考えを押し出そうとしたり，子どもと一緒にいることを避けようとしたりします。すると，そういうことをすればするほど，自分は娘に魅力を感じているような気がしてしまうのです。

心理療法の仕組み
- 状況が現実よりも危険だと思うことが苦痛につながる
- 別の脅威の小さい説明法をその人が考えられるよう援助する

有効な別の説明法とは
- 過去の体験にフィットすること
- 実験で検証されること

図1

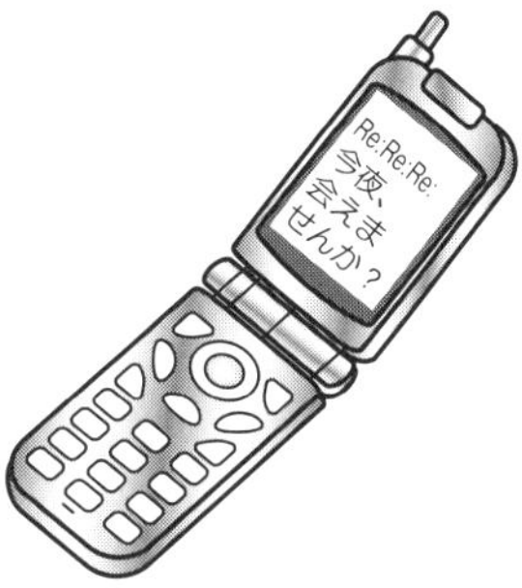

　彼はとてもおびえながら，皆さんのところに来ることでしょう。「先生，助けてください。私は幼児性愛者なのです」と言うかもしれません。セラピストとしての役割は，そのことの別の意味を探し出すことです。彼は幼児性愛者かもしれませんが，一方で，子どもがとても大好きな父親なのかもしれません。自分が幼児性愛者だという考えに反応することによって，問題をさらにこじらせています。もし，別の考え方が腑に落ちるものであれば，不安は下がっていくでしょう。

　別の説明法の重要性について，あるメタファーを使って説明します。メタファーは私たちのセラピーにも，とても役立ちます。また後ほど，メタファーの持つ役割について詳しく説明しますが，まずは，次のような状況を想像してみてください。あなたは家に到着したところです。

　帰宅すると，テーブルの上に，あなたの旦那さん，もしくは奥さんの携帯電話がありました。ふと携帯電話を見ると，メールがきています。送信者は，あなたの同性の親友です。そのメッセージには「今夜，会えないか」と書いてありました。その親友とあなたの奥さん，もしくは旦那さんとの間で，何回も通話が取り交わされた履歴も残っています。

　もしあなたが，ここで不安になったとしたら，もしくは怒りの感情が

出てきたら，「浮気をしているのではないか」と思ったからかもしれません。とても不安になる考え方です。そして，奥さんや旦那さんが2階から降りてきた時に，この電話のことについて聞いてしまいます。

すると，あいまいな言い方で，「何もないから，心配しなくていい」というようなことを言われます。これは再保証といわれるものです。それで安心できるでしょうか。気分はよくなるでしょうか。おそらく不安は晴れず，本当は何が起こっているのかを確かめようと，奥さんや旦那さんの言動に，より注意を向けるようになるでしょう。

OCDの患者さんは，まさにこのような状態にあります。とても不安で再保証を求めようとします。先ほど例に挙げた，自分は幼児性愛者かもしれないという父親に「心配することはないよ」と言っても，同じように，不安は晴れないでしょう。携帯電話のメタファーが示唆するのは，再保証を与えることはあまり役に立たないということです。

携帯のメールを見てしまってから1週間後，とても特別なことが起こりました。その日は，あなたの誕生日でした。家に帰宅してみると，日本中の友達，世界中の友達があなたを出迎えて待っていました。親友と，奥さん，または旦那さんが企画していたサプライズパーティーでした。

ここで突然，あなたの不安は消えていきます。なぜなら，脅威のより小さい，別の説明法を見つけたからです。これが，私たち心理療法家がやっていることのエッセンスです。

別の説明法は，2つの基準を満たさなければなりません。第一に，それが過去の体験にフィットして，患者さんにとって腑に落ちるものでなければなりません。第二に，それが未来にも役に立つこと，つまり，一定の手続きを踏めば別の説明法の妥当性が検証される必要があります。これは認知行動療法にとって，2つの重要な点を示唆しています。まず，患者が体験していることを明細化し，適切な理解をする必要があるということです。

もう1つは，実験的な病理学との関係です。患者さんが，今までやっ

たことのないことに挑戦する時に，何が起こるかを予測できる必要があります。これは，認知行動療法が最先端の心理療法であることの理由でもあります。確固とした病理学があり，患者さんがやろうとすることの結果を予測できるわけです。

　セラピーは，セラピストと患者が，実際，世界がどうなっているのかを理解する場所でもあります。ポジティブに考えようとしたり，合理的に考えようとしたりするわけではありません。現実がどうなっているのかを，行動を通じて，体験を通じて理解するわけです。

　もう1つ例を挙げてみましょう。90年代まで，私はオックスフォードで働いていました。オックスフォードは，とても裕福な人が多い地域です。社交不安障害の学生がいました。イギリスの田舎の出身でした。彼は奨学金給付を受けていましたが，それだけでは十分ではありませんでした。

　また，彼は訛りが強くて，話しを聞けば田舎の出身だとわかりました。セラピストは，彼が大学で友達をつくろうとしないことに気づき，大学のパブに行って，友達に会うという行動実験を計画しました。実際に彼は，友達と一緒に，パブに行くことになりました。彼がその途中，パブでトイレに行くと，不思議なことが起こりました。

　彼がトイレから戻ってくると，誰もいなくなっていたのです。その患者さんは，友達を追い掛けて，次のパブに行きました。そこでまたトイレに行くと，またみんながいなくなってしまいます。

　次の日，大学の掲示板に「とても趣味の悪い服装をしている人がパブで友達をつくろうとしている」と書かれていました。それを見た彼は非常にむかつき，屈辱的に感じました。

　その行動実験を終えた彼は，セラピストとその結果を話し合おうとしました。もしあなたが彼のセラピストだったら，彼に何と言うでしょうか。

　私が言ったのは，「どう思いましたか？」「この出来事は，どういう意

味を持っていますか？」ということでした。すると，その若者は笑って答えました。「すごく重要なことを学んだと思います」と言いました。「僕はろくでもない人たちと友達になろうとしていた。もっと違う人たちと友達になった方がいい。僕が友達になろうとしていた人たちは，僕の服装や訛りが気に食わなくて，決して僕と友達になんてなろうとしない人たちだからです」。

　このことを踏まえて，次の行動実験を実施すると，彼はより人から好かれるようになりました。ここで重要なのは，彼はポジティブに考えたのではなくて，別の考え方をしたということです。これが，私たちが患者さんを援助するということです。不安を持っている患者さんは，1つの考え方にとらわれ，行き詰まってしまっています。セラピストの役割は，別の見方，ほかの考え方があるかもしれないという可能性を示すことです。別の考え方があるかもしれない，そういう可能性に気づいたとしたら，それが本当かどうかをテストすることに移ります。

　6歳の娘とセックスをするという考えを持った父親の話に戻りましょう。彼には，次のような別の考え方を示してみるとよいでしょう。「あなたは幼児性愛者ではなくて，とても思いやりのある父親なのかもしれない。あなたはとても思いやりのある父親だから，娘に関する考えが頭に浮かぶと，敏感に反応してしまう。そして最悪のことは，娘とセックスをしてしまうこと。しかし別の見方をすると，問題となっているのは，あなたが幼児性愛者だということではなく，自分が幼児性愛者ではないかと心配しすぎてしまうことだ」となります。

認知行動療法における協働関係

　私は，セラピーというのは，2人のエキスパートがいるものだと考えています。セラピストであるあなたはOCDのエキスパートで，問題をどのように解決すべきかを知っています。ただ，最初に患者さんと出会

った時は，その人がどういう人なのか，どんなことに困っているのかはわかりません。つまり，あなたは患者さんの問題のエキスパートではないのです。

一方で患者さんは，自分の人生がどうなってしまっているのか，すべてを知っている人だということになります。一方で彼らは，不安障害がどういうものなのか，どのように治療すべきなのかは，あなた以上にわかってはいません。つまりセラピーとは，あなたの専門と患者さんの専門をつきあわせることです。そのためにも，認知行動療法では，協働的な関係を築いていきます。

これは，よくある先生-患者の関係とは異なります。いわゆる「先生」というのは，どちらかというと，患者さんの理解をあまり信頼せず，自分の専門知識を提供することの方が多くなります。しかし，認知行動療法では，一緒に仕事をする，協働関係を築くことがとても重要になってきます。

不安が強くなる仕組み

認知行動アプローチの基礎をおさらいしてみましょう。皆さんご存じのように，出来事そのものではなく，出来事の意味づけが，さまざまな反応を導きます。

例を挙げてみましょう。あなたが帰宅すると，奥さんや旦那さんが玄関で出迎えてくれました。そこで非日常的なことが起こります。相手がプレゼント，たとえばiPadなどを，いきなり渡してくるのです。高価なプレゼントですが，理由がよくわかりません。

このような時，私たちは不安になったりします。何か罪悪感があるのではないのか。悪いことをしたのではないのか。これは，一見ポジティブな出来事がネガティブな感情を導く例です。OCDの場合，関心となる出来事というのは，侵入的な思考イメージ，思考，衝動になります。

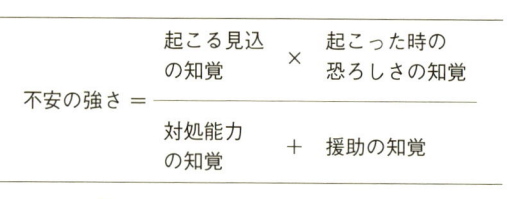

$$\text{不安の強さ} = \frac{\text{起こる見込みの知覚} \times \text{起こった時の恐ろしさの知覚}}{\text{対処能力の知覚} + \text{援助の知覚}}$$

図2　不安の強さの4つの要因

　先ほど挙げた患者さんでしたら，娘とセックスをしているイメージです。彼はそれを，自分が幼児性愛者である証だ，と解釈するため，恐ろしいという感情反応が起こるのです。重要なのは，感情反応を媒介する解釈です。

　それでは，私たち誰もが日常的に体験する不安が，どうして日常生活を妨害するほどになるのか考えてみましょう。3つの観点から考えることができます。1つ目は，どうして私の不安はこんなに強いのだろうか。2つ目は，どうしてその不安が持続するのか，小さくなったり消えていったりしないのか，です。

　認知理論では4つの要因によって不安の強さが決まるとされています。

　最初の要因は，それがどのくらい起こるかという，見込みや確率の知覚です。ただ，これだけでは，強迫的な心配を説明することはできません。もしかしたら感染したかもしれない，と思うだけでは強迫的にはなりません。それが起こったとしたら，ものすごく恐ろしいことだ，と思うことが次の要因です。

　たとえば，エイズウイルスは，手の上で2〜3秒も生きられません。しかし，もし本当にウイルスが生きていて，子どもが触ったら，子どもは死んでしまうかもしれません。子どもが死ぬだけではなく，それは自分の責任です。よりいっそう堪えられないというわけです。つまり，見込みと恐ろしさは掛け算になっています。

　私がいつも患者さんに説明している例はこんな感じです。「私はたいてい，飛行機に乗ることはそんなに怖くないんですよ」と言います。と

ころが，15年4カ月前に，飛行機に乗ることが怖くなったのです。15年4カ月前に何が起こったのでしょうか。その起こったことは，どちらかというとよいことでした。

最初の娘が生まれたのが15年4カ月前でした。そのことで不安，心配になったのはどうしてでしょうか。娘が生まれる以前でも，飛行機に乗ってそれが墜落したら，それはもちろん怖いことです。私は死んでしまうでしょう。ただ，娘が生まれたことで，もう1つ追加するものが生まれてしまったのです。

私が苦しんで死んでしまうだけではなくて，娘にもう会うことができません。成長する姿を見ることができません。さらに私の家族は，娘を育てるためにいろいろと苦労しなければなりません。これはポジティブな出来事によって，悪い出来事に対する恐怖が増加するという例です。

どのくらい不安になるかに影響する要因はもう2つあります。もし悪いことが起こった時に，あなたがどのくらい上手に対処できるか。そして，あなたの外の要因が，どのくらい助けてくれるかという知覚です。不安の程度を理解するうえでは，この4つの要因すべてに注目する必要があります。

以上が不安の程度，強さに関するものです。次に，どうして不安が持続するのでしょうか。自分が娘とセックスをするかもしれないと考えていた男性は，娘と2人きりにならないようにしていました。もし2人きりになったら，どんな悪いことが起こるのかという信念によって，このような行動は動機づけられていました。さらにほかの行動反応もありました。娘とセックスをするという考えが浮かんだ時，その考えを頭の中からできるだけ排除するように頑張っていたのです。そうすることによって，彼はよりその考えを体験してしまいます。思考抑制という反応は，恐れている出来事を増加させてしまうのです。

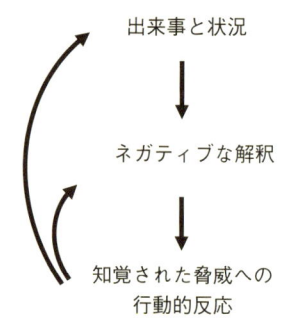

```
        出来事と状況
             ↓
        ネガティブな解釈
             ↓
        知覚された脅威への
          行動的反応
```

図3　不安が維持される仕組み

不安が維持される仕組み

　認知行動的な説明によって，一連の流れを説明してみましょう（図3）。これまで見てきたように，最初の引き金は特定の出来事や状況であったりします。これがネガティブに解釈されると，さまざまな反応が生じます。たとえば不安になったり，うつになったりします。思考を抑制したり，手を洗ったりします。頭の中で起こっていることに注目したり，外で起こっていることに注目したりします。

　そのような反応は2つの影響があります。まず，ネガティブな解釈を強くしたり，維持したりしてしまうということです。たとえば，子どもが病気になったことがないという患者さんは，「私がいつも手を洗っているから病気にならないんだ」と解釈するかもしれません。次に，思考抑制の例からわかるように，このような反応が最初の出来事を増加させたり強めたりしてしまうこともあります。これが認知行動療法の基盤となっているものです。

　患者さんはさらに3つめの観点も知りたがるかもしれません。「どうして不安が強いのか」「どうして不安が持続するのか」は理解できました。3つ目の観点とは何でしょうか。それは，「何が原因でこうなったのか」です。この質問に答えることができたら，ノーベル賞がもらえる

でしょう。なぜなら，臨床心理学では，原因については何ひとつわかっていないからです。

では，この難問にどのように答えたらいいでしょうか。患者さんの質問を無視してしまったら，敬意を払っていないことになります。その代わりに，メタファーを使って説明します。「それはとても重要な質問ですね」と患者さんに言います。「ちょっと違う角度から考えてみませんか。明日の朝，目が覚めると病院にいて，足を骨折しているという状況を想像してみてください。後頭部に打撲みたいなものがあるのですが，どうして足を骨折したのかは思い出せない，という状況です」。

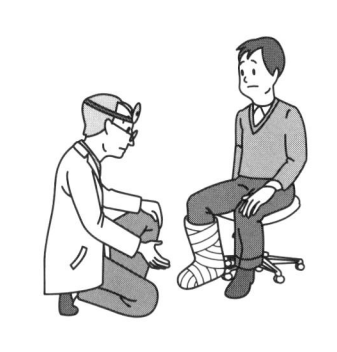

そして患者さんに言います。「整形外科医は，骨折が生じた原因がわからなければ，治療ができないでしょうか」。すると患者さんは，骨折を治すためには，どうして骨折したかを必ずしも知る必要はないだろうと答えるでしょう。そこで，認知行動療法でも同じなのですよ，と説明します。整形外科医はまず，レントゲンを撮り，骨がどのようになっているのか調べると思います。認知行動療法でも，何が原因になったのか，から始めるのではなく，どうなっているのか，から始めます。言い換えれば，自然回復を妨げているものが何かないだろうか，ということを探ります。それは整形外科医がやることと，まったく同じなのです。

ただ，「あなたの質問はそれでも重要なことです」と繰り返します。足が治ってくると，いつごろ家に帰れるかが気になってきます。そこで「骨折が生じた原因を知ることは，どうして重要なのでしょうか」と患者さんに尋ねます。

話し合いを通じて，患者さんは「もう二度とそういうことを起こしたくないから」と言うでしょう。セラピーが進展するにつれ，原因と仮定

されるものについて話し合うことになります。単なる事故、不運な出来事かもしれません。一方で、背景となった原因が特定されるかもしれません。たとえば、家にあるマットのせいで転倒し、骨折したのかもしれません。このように、セラピーが進展するにつれて、「その原因も探していきましょう」と提案します。

認知行動療法において、メタファーの使い方は重要です[訳注1]。メタファーを使うことで、患者さんは情報をより深く処理することができます。違った状況を想定することで、感情的に少し自由度が増えた状態で考えることができます。蓄積した情報を記憶から引き出すことも、メタファーを使うことで易しくなります。そしてその情報を、ありありと、生き生きとしたものにすることができます。

このメタファーを使うことの最後の重要なポイントは、患者さんに敬意を払うということです。もし患者さんが「原因を知りたいのです」と聞いてきて、私が「いや、私は答えたくありません」と言ったら、とても失礼です。メタファーを使うことで、患者さんの心配について、セラピストは真剣に考えていて、適切に対処しているということができます。

それでは、ここからはOCDに焦点を当てて話していきます。

強迫性障害の診断

図4はOCDに典型的に使われる診断です。強迫観念と強迫行為はたいてい一緒に起こり、強迫行為は恐怖と有機的に結びついています。感染したという恐怖を持っている人は、感染を防ぐために手を洗うという具合です。この有機的な結びつきというのは、文化についても重要なことを物語っています。

訳注1）認知行動療法におけるメタファーについての詳しい解説、サルコフスキスなどの認知行動療法家が用いるメタファーの実例は、Oxford Guide to Metaphors in CBT : Building Cognitive Bridges（Oxford University Press, 2010）を参照。

> - 侵入的な思考，イメージ，衝動
> - 強迫観念と強迫行為
> - 強迫行為は，強迫観念がもたらす恐怖と有機的に結びついている
> - 多くの場合，侵入体験を無視したり抑制したりしようとする
> - 診断にとって重要なのは苦痛と障害度

図4　強迫性障害の診断

　たとえばイギリスのOCD患者は，日本のOCD患者とは違う意味づけをしているかもしれません。つまり，OCDの基盤となっているものは通文化的で，日本でもイギリスでも同じですが，細部は異なるかもしれません。

　侵入的な思考，イメージ，衝動というのは，誰もが体験することです。ほとんどの親は，子どもを傷つける思考を持つものです。ほとんどの優しい人は，人を傷つけるイメージを持ちます。ノーマルな，正常な侵入体験が，どのようにして強迫観念になってしまうのでしょうか。

　感染を怖がっていて，手をたくさん洗うというだけでは，OCDではありません。それがあなたの生活を脅かし，苦痛となっていると，OCDという診断がつきます。認知理論は，ノーマルな強迫観念が臨床的な強迫観念に変わっていくことを説明します。それが本当だとすれば，非常に頼もしいことです。認知理論によって，異常な強迫観念を，ノーマルな侵入思考に戻すことが可能になるからです。

　簡単にですが，OCDはノーマルなものなのか，それとも生物学的に異常なものなのか，リサーチを紹介します。その研究では，OCDがある人とない人の間で，生物学的な差異は発見されませんでした。心配している人と，そうでない人の間では，脳の活性化に差が生じることがわかっています。つまり，脳が自分の心とつながっているということしか証明されていません。

　認知行動療法では，原因についても話し合います。骨折の例を用いて話したように，原因について，本当は真剣に話し合う必要があります。

1つ覚えておいてほしいのですが，OCDが生物学的な病気であると理解すると，患者さんは希望を失い，将来について悲観的になることが証明されています。ですから，原因はわかっていませんが，生物学的な治療，心理学的な治療は効果があると説明します。

強迫性障害の行動理論

　行動理論は，不安について，初期に発達した理論です。古典的条件づけによって，強迫観念は不安と結びついてしまったものだと説明します。患者さんは，刺激への曝露を避けるための行動を形成します。それが回避行動として強化されていきます。曝露を断ち切ってしまうがために，恐怖刺激に馴化することが妨げられてしまいます。

　行動理論は，OCDの治療法について2つの重要なことを示唆しています。たとえば感染すると思うような恐怖刺激に対して，患者さんが持続的な曝露に取り組むよう援助しなければなりません。曝露を断ち切ってしまう反応を見つけ出して，ブロックする必要があります。それが曝露反応妨害法です。とても簡単そうに聞こえます。ただ，それを実践するとなると，とても難しいのです。

　ほかの問題もあります。強迫行為がない強迫はどうしましょうか。答えはそれほど難しくありません。なぜなら，強迫観念が頭の中にあれば，強迫行為も必ず頭の中，もしくは頭の外に存在するからです。つまり外側から観察されない，見えにくい強迫行為を見つけることが重要です。また，行動理論には特異性がなく，OCDの行動理論は，ほかの恐怖の行動理論と何ら変わりがありません。

　続いて，曝露反応妨害法の限界について述べます。汚染恐怖に対して，非常に面白い実験があります。まず，あなたは特別な病棟に入院します。もし，感染に対して恐怖があるとするなら，バケツのなかにおしっこをしなければなりません。こうやって患者さんを汚くするのですが，患者

- 強迫観念とは，もともと中性刺激であったが，不安と結びついてしまった刺激
- 刺激からの回避行動を発達させる
- 回避行動は恐怖刺激への暴露を切断
- 回避行動は負に強化され，何度も繰り返されるようになる
- 曝露が切断されることで，馴化と消去が起こらなくなる

図5　行動理論（Rachman, 1971）

治療には2つの要素がある
- 恐怖刺激に対して，患者が長期的な曝露に取り組むように努める
- 恐怖刺激への曝露を切断する反応を見つけ出しブロックする

この2つが一緒になり，消去が起こる

図6　行動理論から発達した曝露反応妨害法

さんは24時間，手を洗ってはいけません。くる日もくる日も，同じことを2週間続けます。理由は不明ですが，それを拒否する患者さんもいました。これは最初の限界です。高いレベルの曝露を拒絶してしまいます。次に，この方法では，半分の患者さんしか改善しません。これでは十分とはいえません。

　セラピストが一緒にいることの効果は，行動理論では説明が難しくなります。ご経験があると思いますが，OCDの患者さんに「このようにやってみてください」と頼むと，彼らはやります。特に，あなたが見守っている時はそうです。ただ，あなたがいなくなると，やらなくなってしまうことがあります。

　これは責任という概念に関して，あるヒントを与えてくれます。何かよからぬことが起こったとしても，それはあなたの責任，つまりセラピストの責任です。彼らが自分からやろうと思うことに関しては，彼らの責任になります。

- 強迫観念：繰り返し生じる思考，イメージ，衝動もしくは疑念で，その人がもたらすかもしれない／防止できるかもしれない潜在的な危険を意識化させる
- 強迫行為：強迫観念によって意識化された危険を防ごうとする行為や反応，その生起に対する責任を減少させるための行為や反応

図7　強迫観念と強迫行為の認知的現象学

強迫性障害の認知理論

　それでは認知的なフォーミュレーションに移っていきます。強迫観念は繰り返し生じる思考，イメージ，衝動もしくは疑念であり，その人がもたらすかもしれない，もしくは防ぐことができるかもしれない危険を意識に浮かび上がらせます。

　強迫観念に対しては2つの反応があります。強迫観念によって意識化された危険を防ごうとする行為や反応，またその危険の生起に対する自分の責任を減少するための行為や反応です。そして，これが認知治療につながっていきます。その認知理論は，受け入れがたい侵入というのは完全によくあることだというものです。ただ，OCDの患者さんは，それを防ぐことをしなければ，自分の責任になると信じています。

　患者さんの反応の特徴は，頑張りすぎて一生懸命やりすぎてしまうことです。頭の中から一生懸命，思考を追い出そうとしたり，手を一生懸命にきれいにしようとしすぎてしまったりします。また，時間がたつにつれて解決策が問題にすり替わってしまいます。ここがOCDの認知療法の中心部，心臓となります。時間がたつにつれて，解決方法だったことが，その人を困らせるものになっていくのです。

　アセスメントの際には，各要素をアセスメントする必要があります。その人は，引き金となるような状況や物を回避しているか，回避によって侵入体験の頻度を高めたり低めたりする可能性がないか，理解しなければなりません。また，どのような侵入体験かというだけでなく，侵入

- 受け入れがたい侵入体験は誰にでもある
- 侵入が生じた時，危害を防ぐために何かしなければならないと患者は信じてしまう
- 患者は一生懸命に，思考を取り除こう，危害を防ごうとする
- 時間がたつにつれ，解決方法が問題に姿を変えてしまう

図8　認知理論の概要

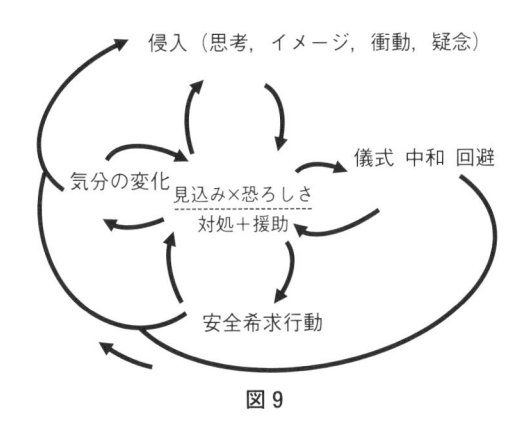

図9

体験がどのように解釈されているかを知る必要があります。なぜなら，意味づけが強迫行為を動機づけているからです。また，その意味が不安や怒り，抑うつを引き起こしているのです。これらの反応が，解釈を強めたり維持したりしています。

図9は，私たちが使っているモデルです。一見複雑そうですが，これは私が不安障害一般に使っているモデルとまったく同じものです。出来事や刺激，意味，そしてさまざまな反応があります。複雑に見えるのは，反応をいくつかのカテゴリーにわけているからです。反応は意味のところに戻っていくだけではなくて，侵入のところにも戻っていきます。

強迫的な信念を体験学習する

皆さんの理解を深めるために，やってみたいことがあります。これは

思考と行動の融合に関する実験です。何か悪いことを考えると，実際その悪いことが起こってしまうと考える患者さんもいます。それはとても病的に感じられるでしょう。自分の母親が死ぬと考えることで，本当に自分の母親が死んでしまうと思っていて，100％確信しています。考えによって実際に何かが起こることを100％確信していたら，それは精神病的だと思う人もいらっしゃるでしょう。

　さて，一見そう思えるのですが，実はそうでもないのです。では，実験してみましょう。ペンと白い紙を一枚用意してください。世界中で最も愛している人，大切にしている人を思い浮かべてください。その人の名前を使って，図10の文章を，白紙に大きく書いてみてください。

その名前の前後に，以下の言葉を足してください

今日（　　　　　　）が，
無残に殺されてしまえば
いいのに

図10

　いかがでしたでしょうか。何も書けなかった人は手を挙げてください。もっと高く挙げてください。30％の人が回避しました。つまり，70％の人たちはサイコパスだということです（笑）。書いた人のなかで，書きながら不安になった人，不快な気持ちになった人は手を挙げてください。50％以上ですね。

　恥ずかしいかもしれませんが，ずるやごまかしをしなかったかも探っ

てみたいと思います。一番愛している人ではなくて，別の人の名前，自分の名前を書いた，上司の名前を書いた人はいるでしょうか。書いた後に，ほかの名前や文字に変えてしまった人は？　後から2重線を引いた人もいるでしょう。これは中和反応といいます。後で，家に帰る前に2重線で消したり，紙を捨ててしまおうなどと考えていた人もいるでしょう。これも中和です。おそらくほかにもいろいろなバリエーションがあるでしょう。

　もし，患者さんがこのような恐怖を感じたとしても，精神病的ではないことがわかったでしょう。患者さんの恐怖に比べたら，先ほどの実験は，とても簡単だったということも覚えておいてください。

　あなたが，3週間前に赤ん坊が生まれたばかりの母親だったとします。赤ちゃんは寝付きが悪く，そのせいであなたもなかなか眠れません。あなたは赤ちゃんを愛していますが，どうにか泣きやんでほしいと願っています。朝の2時です。あなたが眠れず苦しんでいる横で，旦那さんはいびきをかいていつものように眠っています。

　赤ちゃんは，眠りかけたかなと思うと，また泣き始めてしまいます。そして，突然あなたの頭の中に「息が止まってしまえばいいのに」という考えが浮かびます。そして，自分が眠れるように「赤ちゃんが死んでしまえばいいのに」と願います。その女性は，今日あなた方が書いた時のような反応をしたのですが，何百万倍も強い不安を感じたことでしょう。

　患者さんの体験が精神病的だといってしまうのではなく，どうなっているのかを理解するのが重要です。つまり，患者さんの解釈や意味づけが，反応を引き起こしているのです。

　ここまでで，患者さんの体験に関して，皆さんの理解が深まったと思います。理解というのは大切で，セラピーの第一段階は，その人に治療に取り組んでもらう（engage the person）前に，セラピストがその人

を理解しようと取り組む（engage with the person）ことです。その人が「理解された」と感じたら，治療に取り組んでもらうことになります。

認知行動療法の構造

　治療を始める前に，一般的なアセスメントが必要になります[訳注2]。併存の疾患や自殺のリスクなど，必要なことをすべて知る必要があります。社会経済的な問題も明らかにして，問題解決を援助する必要もあります。

　次に，治療の一般的な要素です。私たちのセッションはすべて録音されますが，最近では，MP3プレーヤーを使っています。セッションの最後に，患者に録音したものを渡し，次回までに聞いてくることをホームワークとして設定します。録音を聞きながらメモをとり，セラピーで学んだことを6～10個の箇条書きにして書いてきてもらいます。

　どうして，このような宿題を設定するのでしょうか。まず，私たちの記憶には限界があるからです。医師が患者に1時間話をすると，言われたことの10%以下しか思い出せないことがわかっています。これではかけた時間がもったいないですし，録音を聞くことによってより多くのことを思い出すことができます。また，セラピーが佳境に入ると，セッション中に患者さんが不安になったり，動揺したりすることがあるでしょう。動揺していると，理解力が妨げられてしまいます。感情のレベルが下がった時に，録音を聞くことによって，体験したことを，よりよく処理する，理解することができます。患者さんの多くは家族がいて，治療を援助してくれます。録音をしていれば，その家族がセッションを一緒に聞くことも可能になります。

訳注2）一般的なアセスメントの詳しい内容に関しては，ロンドン精神医学研究所に併設された不安障害とトラウマ研究所（Centre for Anxiety Disorders and Trauma）のOCDユニットが用いているアセスメントフォームの日本語版が，認知行動療法実践資料集（第9回日本認知療法学会・日本行動療法学会第35回大会，2010）に掲載されている。

- 録音・録画
- ホワイトボード，フリップボード
- ラポールと共感
- ノーマライジング
- フォーミュレーション
- 協働的関係と誘導に基づく発見
- メタファーの利用
- 家庭訪問と現場のアセスメント
- 第三者の柔軟な参加

図11　OCDの認知行動療法における一般的要素

　こういう話をすると，驚く方もいらっしゃって，患者さんは録音されるのを嫌がるだろうと思うセラピストもいます。最近私たちが出版した研究では，患者さんよりも，むしろセラピストの方が嫌がっているという結果が出ました。患者さんは，どちらかといえば，録音は役に立っていると説明しています。録音を聞くことで，50％の利益の追加があると私は見積もっています。

　セラピーでは，共感とノーマライジングを強調します。論争するのではなく協働的な関係を形成します。教育的ではなく，誘導に基づく発見を行います。メタファーの例をいくつか挙げましたが，メタファーは誘導に基づく発見にとても重要です。メタファーを使うことで，セッションがとても相互作用的になります。

　慢性化した問題を持つ患者さんや，ため込み強迫のある患者さんにとっては，家庭訪問がとても重要です。何年も何年もOCDを持っていると，OCD的な行動がノーマルだと思えてきて，何が問題かわからなくなってきてしまうからです。現場や家庭を見ることが慢性化した問題を解決する方略になります。また，ほかの人に治療に参加してもらうことも役に立ちます。

　小堀先生と私とで，再保証を求める行動[訳注3]について研究をしています。再保証を求める行動には，他者を儀式に巻き込む行動も含まれます。再保証を求める行動を止めるためにも，どうして再保証を求めるのか，

- 患者が「理解されている」と思えるアセスメント
- 目標設定
- フォーミュレーション：理解とターゲットの共有
- 別の説明法を話し合う
- 別の説明法を検証する方法を考案する
- 患者が別の説明法を，自分の意志で，能動的にテストできるよう援助する
- テストの結果を考察できるよう援助する
- 変化の般化
- 再発予防，長期目標達成のプラン

図12　CBTのステージの概要

与えてしまうのかということについて，双方を交えた話し合いが必要となります。

　認知行動療法のステージに進みましょう。図12は概要をまとめたもので，私たちのセラピーについての信念を反映しています。セラピストの中には，セラピーをセッションごとに別々のものだと理解している人もいます。私たちは別のとらえ方をしていて，ステージやステップごとに分かれており，次に進むためには，その前のステージをクリアする必要があると考えています。

　最初のステージは，患者さんが「理解されている」と思えるようなアセスメントをすることです。次は目標設定で，患者さんがセラピーで何

訳注3）再保証を求める行動とは，Reassurance Seeking Behaviourで，「安心（reassurance）探し」とも訳される。言語のre+assurance（再び保証する）という意味が失われないよう，専門家向けには再保証を求める行動と訳してある。つまり，おおかた「答えはわかっている」ことに関して，再び保証を求める行動であり，具体的には以下のような行動を指す。
1）誰かに「大丈夫だよね？」「きれいだよね？」「何も起こらないよね」と口頭で尋ねる
2）自分自身に「大丈夫だ」「何でもない」と繰り返し言い聞かせる
3）誰かに強迫行為を手伝ってもらったり，強迫行為をさせたりする（巻き込み強迫）
4）誰かに手を洗うところを見ていてもらったり，確認するところを見ていてもらったりする
5）心配事に関する専門書を何度も読み返したり，ウェブサイトの情報を検索し続けたりする
6）心配事に関して，医師や専門家に繰り返し相談したり，医学的検査を繰り返したりする
　強迫性障害を持つ者は，再保証を求める際，相手の言うことを注意深く聞きとろうとし，回答に矛盾点がないか，自信を持って答えているかなどを検証する傾向がある。また，相手が回答しなかったり，あいまいな回答をすると，強いフラストレーションを感じやすい。

を成し遂げたいのかを話し合います。フォーミュレーションとは，私は共有化された理解だと考えています。別の説明法を話し合い，共有された理解が得られたら，その妥当性を日常生活でどのように検証できるかを話し合います。

次のステージは，思いきってやってみる，という段階です。患者さんは，かれこれ20年も，毎日100回以上手を洗っていたりします。セラピストは，恐れているものに感染してもらって，さらに手を洗わないで，と頼むわけです。とても難しいことを要求しているわけですから，思いきってやってみることが必要になります。

これは，患者さんが自ら変わろうと思えるように援助することでもあります。今回のワークショップのタイトルにもあるように，私たちが患者さんを変えるのではなくて，患者さんが自ら変わろうと思えるようになること，それを援助するのです。自ら変わろうと思えるようになれば，OCDはどういう仕組みなのか，現実はいったいどうなっているのか，それらを発見するために，患者さんが積極的に関与するようになります。

そうしたら次は，変化を般化させる必要があります。変化したことは限られているので，ほかの領域，いろいろな生活の場面に般化するようにします。そして，再発を予防することを援助します。

強迫性障害のアセスメント

ではまず，アセスメントをする段階です。簡単に時系列的な聴取も行います。どのようにOCDが発達してきたのかに焦点を当てます。時系列的な調査をすることで，併存疾患がOCDによってもたらされたのか，それとも併存疾患によってOCDがもたらされたのかということもわかります。また，治療に対する動機づけがどのように失われていったのかもわかります。

最も多い併存疾患は抑うつです。どちらかというと，OCDによって

抑うつが生じていることが多いです。少数派ではありますが，抑うつが先にあって，その結果OCDが生じているという場合もあります。患者さんに過去のことを聞くと，とてもつらい体験をありありと思い出し，語ることがあります。これがヒントになることがあります。たとえば，患者さんが思考に意味づけている価値観について，何か示唆を与えてくれることがあります。

日本語版のObsessive-Compulsive Inventory[訳注4]があります。1998年にEdna Foaと共同で開発した尺度で，無料で使用することができます。アセスメントが始まる前に，患者さんにやっておいてもらってもいいですし，アセスメントの中でやってもらうこともできます。

Y-BOCSを使うことがありが，この場合，最初にあるチェックリストだけを使います。Y-BOCSのチェックリストでは，患者さんが現在持っているOCDの問題，過去に持っていたOCDの問題を幅広く聞くことができます。患者さんは特に，最近の主な症状を語る傾向があるので，ほかの問題を探すことに役に立ちます。

ある患者さんは，主に感染に関する恐怖を持っていましたが，チェックリストによれば，1日に2時間も確認強迫に費やしていることもわかりました。また，寝る前に1時間，強迫的な祈りもしていることがわかりました。さらに，6つのほかの領域の強迫的な問題も見つかりました。障害度や苦痛度の評定，認知の評定も行います。

セラピーが進むにつれて，このような評価がどのように変化するかをモニターすることも重要です。患者さんがよくなっていない時，「最近どうですか」「よくなっていますか」などと聞いても，よくなっていないと言うことを恥じて，なかなか言い出せないこともあります。そのような場合，評価の点数に基づいて，複合的に理解することが重要になります。

訳注4）Obsessive-Compulsive Inventoryの日本語版は，認知行動療法実践資料集（第9回日本認知療法学会・日本行動療法学会第35回大会，2010）に掲載されている。

- 短期目標：1〜2セッションで無理なく達成できそうな目標で，折に触れて更新されていく
- 中期目標：セラピーの終結までに無理なく達成できそうな目標，その人にとっての「治る」こと
- 長期目標：向こう数年でやってみたいこと，人生の（再）設計を含む

図13　目標設定

目標設定と動機づけ

　では，アセスメントが終わり，OCDという診断が確定しました。あなたは治療を提供しようとしています。このタイミングで，目標について話し合います。私たちは目標を短期，中期，長期の3つに分けました。短期目標は2〜3回のセッションで無理なく達成できるものです。

　こんな例があります。アリスという患者さんがいました。感染に関する恐怖で家から出られなかったので，家でアセスメントを行いました。そこで短期目標は「家を出て，近くのお店に行くこと」となりました。

　お店というのは薬局です。そこで化粧品を買うことになりました。彼女は14年間も化粧をしていませんでした。化粧品は汚染されていると思っていたので，化粧をすることが次の短期目標になりました。お察しのように，各セッションで短期目標は更新する必要があります。

　中期目標は，セラピーを終結する時までに無理なく達成できるような目標です。アリスは，体を洗ったり手を洗ったりすることに，1日8時間費やしていました。中期目標は「洗うことを5分以内にすること」に設定しました。中期目標はほかにもあり，洋服の洗濯を普通にやること，バスや電車などを使えるようになることでした。単に普通になるということです。

　それでは，長期目標とはどのようなものでしょうか。アリスは29歳で，14歳の時にOCDが始まりました。14歳で学校に行けなくなってしまったのです。仕事もなければ教育歴もありません。友達もあまりいません。

長期目標は患者さんの夢や野心を反映します。そこでアリスに聞きました。「OCDになる前，どんな夢がありましたか」「何をしたいと思っていましたか」。彼女はニコニコしながら，「小学校の先生になりたい」と言いました。私たちは「それは長期目標になるんじゃないか」と言いました。このほかの長期目標は，恋人ができたり，家族を持ったり，自分の家を持ったりということでした。どうして，このような長期目標を設定するのでしょうか。答えは簡単です。動機づけに関係しています。

　セラピーを開始したら，患者さんは，自分の恐怖に立ち向かわなければなりません。ですから，セラピーは苦しみを体験するだけではなく，人生を再構築する過程にもなるわけです。つまり，動機づけが，自分の問題に取り組もうとする「理由」になります。

　最初に受診したところでは，アリスは次のように言われていました。「OCDは生物学的な病気で，それをなくすことはできない。強い薬を飲まなければならない。その薬はとても強い副作用があって，眠くなったり太ったりしてしまう。なんとかやってはいけるだろうけれども，仕事をするなんてことは忘れなさい」と。

　長期目標がどのようにセラピーに影響するか，アリスの例で説明します。セラピーでは，感染の恐怖に立ち向かうことをやってもらいます。汚いと思うものに触ってくれと頼むわけです。それを特別なやり方でやってもらいます。彼女の場合，図書館で行いました。学校の先生になりたい人のためのコースについて書かれた本がある場所です。本の中から，一番汚いと思うものを選んでもらいます。なぜなら，それが一番人気がある本のはずからです。いろいろな人が読むので一番汚く，古くなっているはずです。それが汚い，感染していると思えるから，やってもらうわけです。

　しかしながら，彼女はその本を読み始めました。これは，曝露反応妨害法をやるだけではなく，彼女の人生に意味のあることをやっているからです。セラピーの中で行う課題は，常に動機づけと結び付いています。

単にやれと言われたことをやるのではなく，自分がやりたいと思うことをやっているため，課題が患者を動機づけてくれます。

それでは，一般的なアセスメントをして，目標設定まで終わったとします。ここからは，フォーミュレーションと共有された理解について話をします。

ケースフォーミュレーションとノーマライジング

認知行動フォーミュレーション[訳注5]の一般的なルールは，特定の状況を用いるということです。「一番最近，強迫のことでお困りになったのはいつですか」と聞いて，患者さんが「昨日です」と言ったとします。「その時，あなたはどこにいましたか」と聞きます。答えは「家にいてテレビを見ていました」です。「では，その時の状況を詳しく教えてもらえますか。誰と一緒にいましたか。テレビで何を見ていたのでしょうか」。起こったことに関して，特定の記憶を引き出すことが目的になります。

繰り返しになりますが，一般的なことではなく，本当に具体的な状況について聞いていきます。いろいろなことが入り混じった記憶について聞くより，鮮明な情報を得ることができます。フォーミュレーションが進むにつれて，セラピストは頻繁に「まとめ」をします。そうすることで，特定の状況について，常に思い出してもらうようにします。

訳注5）ケースフォーミュレーションについてはさまざまな解説書が出ているが，その目的を簡潔にまとめると，(1) 患者が自分の問題をよりよく理解できるよう援助する，(2) 患者を治療に動機づける，(3)「どこからどう治療するか」の指針となる，(4) すべての介入の理論的根拠となる，(5) 再発予防の基盤になる，となる。患者に説明する際の具体例として，「ケースフォーミュレーションとは，あなたの治療の設計図を作成すること，目的地（目標）に向かうための地図を描くことです。問題がどのように維持されているのかを明らかにして，どこから，どのように解決していくのか，見通しを立てていきます。最近，あなたがお困りになった状況で，どう感じ，どう考え，どう振る舞い，その結果どうなったのかをお聞きすることで，設計図または地図をつくっていきます」といった伝え方などがある。

図14　一般的なテンプレート

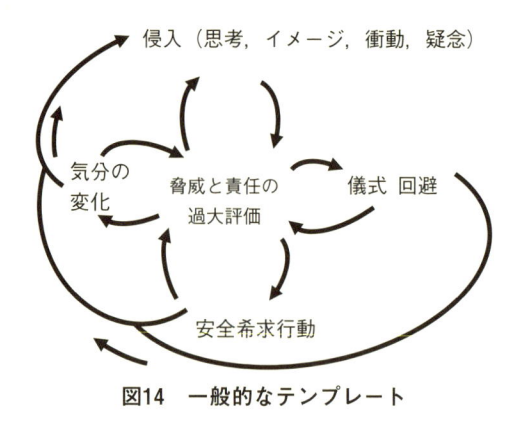

　フォーミュレーションでは，特定の流れに沿って質問をしていきます。最初にまず，侵入してきた思考，イメージ，疑念などについて尋ねます。次に，意味づけや解釈について聞きます。解釈に対する反応を必ず次に聞きます。そこでまた，反応から解釈へのフィードバック，侵入へのフィードバックについて聞きます。

　そのガイドになるのが図14のモデルです。これはテンプレートで，頭の中に入れておくものであり，このような専門用語を患者さんに対して使うわけではありません。実際に患者さんに使う言葉の例を挙げます。「夫を殺してしまうかもしれない」という思考を持った奥さんの例です。
　最初に，「嫌な感じがしたのはいつでしたか」と聞きます。答えは「キッチンにいて，キッチンにあったナイフをとって，夫を殺すのではないかという考えが浮かんだ時です」でした。次に，このように聞きます。「夫を刺すかもしれないという考えが浮かんだ時に，最悪の場合，何が起こりうると思いましたか」。彼女は「気がおかしくなって，自制心を失って，ナイフで彼を実際に襲ってしまうことです」と答えました。
　この患者さんに自分の信念を評価してもらったところ，90％，自分の夫を刺すだろうと信じていました。「このように，気がおかしくなって彼を襲うかもしれないと思った時，どんなことをしましたか。あなたに

```
┌─────────────────────────────────────┐
│   「夫を刺すかもしれない」と思ったとき，      │
│   最悪どんなことが起こると思いましたか？       │
└─────────────────────────────────────┘
                    ↓
┌─────────────────────────────────────┐
│  「気がおかしくなって，彼を実際に襲うかもしれない」 │
│        と思ったことで，どうなりましたか？       │
└─────────────────────────────────────┘
                    ↓
┌─────────────────────────────────────┐
│         どのような気分になったか？            │
│    何をしようとしたか，何をしないようにしたか？   │
│       どんなことに注意を向け始めたか？         │
│         どのように対処しようとしたか？         │
└─────────────────────────────────────┘
```

図15　誘導に基づく発見を使ってケースフォーミュレーションしていく

どんな変化がありましたか」と聞きます。そのことでどのような気分になったか。何をしようとしたか。何をしないようにしたか。何に注意を払ったか。どのように対処しようとしたか。これらのことをを明細化していきます。

では，フォーミュレーションを行ったビデオを見てみましょう。（書籍でご覧になっている方のために，ビデオでは何が起こっていたのか，様子を簡単に説明します。）

この女性が思い出した状況はクリスマスで，彼女は家族と一緒でした。気分転換に外へ散歩に出掛けた時です。暗かったので，猫や犬のフンを踏んだかもしれないと考えました。それが侵入思考でした。「何か汚いものを踏んだかもしれない」。ホワイトボードに話したことを書きとめて共有していきます。書きとめることによって，記憶の補助になり，患者さんがありありと思い出すことができます。また，後でデジタルカメラで撮影して保存したり，患者さんがノートに書き留めたりすることができます。

「猫や犬のフンで汚れてしまったら，どうなってしまうでしょうか」と聞くと，彼女はさらに汚染に関する考え方を語っていきました。侵入体験の意味を引き出すために使うテクニックを，下向き矢印法といいま

す。「もし，それが本当だったとしたら，特に何が嫌なのでしょうか」と質問します。そして，自分や他者に対する危害，責任というテーマが出てくるまで，下向き矢印法を繰り返していきました。

最終的には，「自分の愛している人たちが病気になったら私のせいである」という信念にたどりつきました。そこまでの一連の流れを要約したうえで，確信度を聞くと，80％でした。そこで，「あなたが不安になるのはもっともです。あなたは，誰かが病気になって，それは自分の責任だと，80％も信じていたわけですから」と言います。これはとても重要なことで，彼女の感じ方をノーマライズするのです。

ここから先に進むにあたって，ノーマライズするタイミングを常に見計らっていきます。それとなくやることもできますし，今日ワークショップで体験したようなことを患者さんに伝えて，「私もこんなふうに思ったんです」とノーマライズすることもできるでしょう。

皆さんも先ほど，「愛している人が殺されてしまえばいいのに」と書いたことで，不安になったことでしょう。つまり，患者さんの不安は，本人たちが思っているほど「気がおかしいんだ」とか，異常なものではないということです。ノーマライズするチャンスを常に探します。

ビデオではさらに，この患者さんに「そのように考えた時に，あなたはどのような反応をしましたか」「どのように感じましたか」「どのようなことに注意を払いましたか」と聞いていきました。徐々に悪循環の輪がつながっていくわけです。

感情反応を探る時は，さまざまな反応を見渡します。いつも単に不安になっているだけではなくて，抑うつになったり，怒りが生じることもあります。患者さんが思い出しやすいフレーズも使います。たとえば，刺激への選択的注意を話し合う時には，「トラブル探しをしていますね (looking for trouble)」というフレーズを使っています。これは患者さんにとって理解しやすく，トラブルは，探せば見つけてしまいやすくなる，ということが理解しやすくなります。

専門的な用語はまったく使いません。患者さんを混乱させてしまいます。このため，慎重にフレーズを選ぶわけですが，私たちのストックから選んだフレーズの場合もありますし，患者さん自身から発せられたフレーズを使うこともあります。

　彼女が話したことの中には精神的な中和もありました。彼女は頭の中で議論をしていると話しています。とてもわかりづらい反応で，聞かれない限りは本人も気づかないものです。患者さんによっては，こういう思考を持っていることを恥ずかしいと思っているかもしれません。もしかしたら，気が狂ってしまっているのではないかと心配しているかもしれません。

　あなたが，精神的な中和などのわかりにくい反応について聞いたり，患者さんの語ることに理解を示したりすることは，「それはOCDなんだよ」というメッセージを伝えていることになります。「私はOCDを患った患者さんをこれまでたくさん診てきたし，患者さんの話は，まったくショッキングなことではない。そのことでむかついたりもしないし，あなたがとても不幸でつらくなっているのがわかります」というメッセージです。このような言葉を表立って使うこともありますが，あなたの質問の仕方，聞き方から，患者さんは感じ取っていくものです。

　図16が最初のフォーミュレーションで得られたもので，彼女が語ったことのまとめにあたります。これを「悪循花」と呼びます。1つの茎から，葉っぱのようなものがいくつか出ているので，悪循環の花なのです。ただ，これはまだ葉っぱが完全に形成されていないものです。クモのようにも見えますね。そこで次のステージに進みます。

　ここからは，患者さんの反応が，強迫的な解釈にどのように影響を与えていくかということを聞いていきます。「それでどうなりましたか」というフレーズを使います。「その時，身体を洗ったことで，『人々が病気になって死んでしまう。それは私の責任である』という信念に，何か影響がありましたか」と聞きます。

侵入："私は感染した"

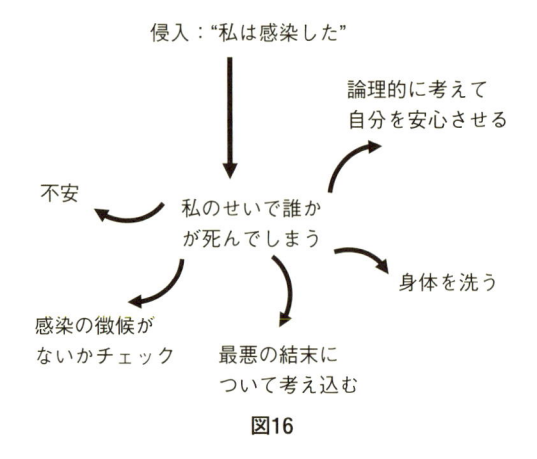

論理的に考えて
自分を安心させる

不安

私のせいで誰か
が死んでしまう

身体を洗う

感染の徴候が
ないかチェック

最悪の結末に
ついて考え込む

図16

　時に，質問するまでもなく，患者の回答が明らかに予想できる場合もあります。それでも，質問することが重要です。「とても悲しくなった時，あなたの考えはどうなりましたか。よりポジティブになりましたか，ネガティブになりましたか」と聞きます。患者さんはおそらく，悲しくなったことで考えはネガティブになったと答えるでしょう。ただ，質問することによって，患者さんは自分で考え，よりよく理解することが可能になるのです。

　それでは，悪循花を完成させるところに移ります。より花らしく見えてきます。どのようにしてクモが花になるかは，次のとおりです。

　質問をする前に，患者さんが語ったことをまとめます。セラピーが進むにつれて，まとめをすることはとても役立ってきます。セラピーの後半の段階では，ホームワークとしてセッションのまとめをするよう患者さんに求めていきます。これにより，セラピストと患者さんの間の理解に差がないかどうかを確認することができます。

　この患者さんの場合には，図17のような質問をすることによって，それぞれの反応の持つ影響が明らかとなっていきました。ここで彼女は，このような考えを持たないようにした，考えないようにしたと語りました。そこで，考えないようにすることで，どんなことが起こったかを聞

- 各反応を検証する：それでどうなりましたか？
- そうしたことで、侵入体験は減りましたか、増えましたか？
- 不安になった時に、この考えは強くなりましたか、弱くなりましたか？
- 身体を洗った後に、もし洗わなかったらどうなると思いましたか？

図17 誘導に基づく発見を繰り返して悪循花を完成させる

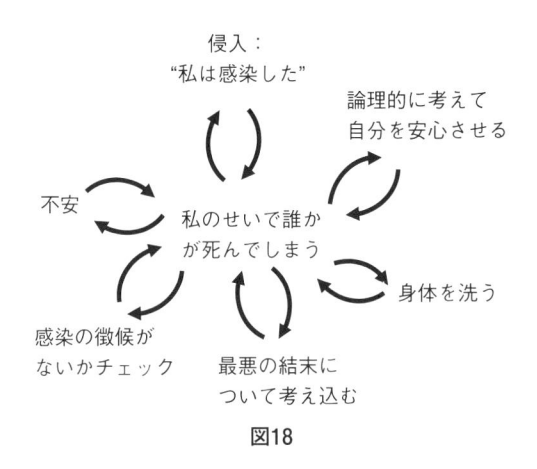

```
              侵入：
           "私は感染した"
                            論理的に考えて
                            自分を安心させる
  不安      私のせいで誰か
           が死んでしまう
                                身体を洗う
      感染の徴候が    最悪の結末に
      ないかチェック  ついて考え込む
```

図18

きました。思考抑制についての話し合いを始めたのです。

最後に今一度まとめをします。そして、「ちょっとフォーミュレーションを見てみてください。何かわかったことがありますか」と聞きます。すると彼女は、「自分の反応の仕方が、問題を悪化させている」ことに気づきました。

フォーミュレーションが終わったということは、フォーミュレーションをセラピーに使う段階になったということです。ただ、セラピーが進むにつれて、フォーミュレーションも変わっていきます。これはセッション1・2の段階で作成したフォーミュレーションですが、セッション3になると、このフォーミュレーションも変わるかもしれません。悪循花に、より詳細な細部を加えていくかもしれません。患者さんがやること、やらないことについて、何か新しい情報が見つかるかもしれません。

フォーミュレーションは一度つくったら終わりではなくて，変化していくものです。

また，患者さんはセラピーで学んだことをノートにまとめていきます。フォーミュレーションをノートに写し取るというのは，いい提案かもしれません。そして，そのノートが患者さんにとってのセラピーマニュアルに変わり，再発予防に利用されていきます。

フォーミュレーションの障害物

フォーミュレーションで起こる可能性のある障害物を見ていきましょう。よくある問題はまず，思考について患者さんが話したがらないことです。一般的なことについては話すのですが，自分の持つ思考については語りたがりません。このような場合，まず「大丈夫ですよ。その思考を話す必要はありませんよ」と答えます。「ただ，その考えについて私に話したとしたら，最悪の場合どんなことが起こるのでしょうか」と聞きます。「私が気色が悪いと思われるとか，警察を呼ばれて私を捕まえようとするとか」と患者さんは言うかもしれません。この段階で，患者さんの持つ思考が何なのか，ヒントが得られていると思います。

「子どもと2人きりにはなれない。ナイフもどこかにしまってしまった。できれば妻に子どもといてもらって，私はどこかに行ってしまいたい。もし，子どもが自分に抱きついてきたら，私はすごくおびえてしまう」。この段階で，あなたはこの患者さんが「自分の娘を傷つけてしまうのではないか」という思考を持っていることがわかるでしょう。

そこで，似たような患者の例を用いて，特定の人が子どもを傷つけることを過度に心配してしまうのはどうしてか説明します。つまり，患者さんがその思考に困っている理由を説明する，「あなたがとても思いやりのある父親であるため，この思考によってとても怖がってしまう」と間接的に説明するということです。そうした例を使った後で，「あなた

- 患者が思考について話したがらない場合
  1. 思考を話すことについての意味を話し合う
     「もしその考えについて私に話したとしたら，最悪の場合，どんなことが起こると思いますか？」
  2. ほかの例を挙げる
     「先週，同じように考えを話すことができないという患者さんがいました。その方の場合…」
- 明らかにネガティブな解釈が見当たらない場合
  - 信号機のメタファー
  - 行動テスト

図19 障害となるもの

の抱えている問題と似ていますか」と聞きます。

　患者さんが慢性的OCDを抱えている場合，手をバッと洗ってしまうだけで，何も思考がないと説明する場合があります。その思考を探し出すために次のメタファーを使います。

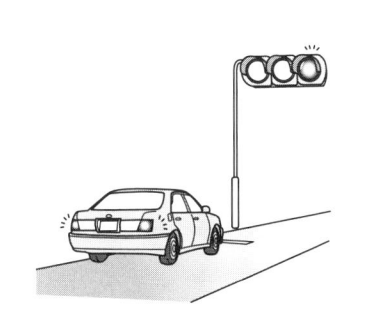

　車を運転しているところを想像してもらって，「赤信号にきたらどうしますか」と聞きます。患者さんは「止まります」と答えるでしょう。「どうして車を止めるのですか」「あんまり考えないのですが，赤だったら止まるのです」「普段は意識していませんが，赤信号で止まる理由って何でしょうね」「もし車を止めなかったら，事故が起こってしまう。人が死んでしまうかもしれない。そして警察に捕まってしまうかもしれない。車に傷がついてしまって，保険が高くなってしまうかもしれない」「それは赤信号にくるたびに，頭の中に浮かぶ考えでしょうか」「そういうわけではないのですが，そのような理由で止まるのだと思います」。そうしたら，「あなたの手洗いや確認というのは，このことに似ていませんか」と聞きます。

　どうしたら手洗いと運転の共通点に気がつくでしょうか。もう一度，

信号機の状況に戻り，思考実験をしてみます。「もし私が，あなたのブレーキを壊してしまったら，どんなことが起こると思いますか。あなたは気づかずに，赤信号のところにやってきますが，ブレーキが効きません。危害についての考えが出てくるでしょうか」と聞きます。患者さんは「そうでしょう」と答えます。

「あなたの手洗いについても，同じようなことができないでしょうか」。その話を通じて患者さんは「じゃあ，手を洗わなければ…」と答えます。ここではメタファーが行動テストを導いています。セラピーにおける提案は，あなたからではなく，患者さんからやってくるものです。どうしてやるのかという理論的な根拠も理解されています。セッションの最後には，録音テープを聞き，まとめをしてくるという宿題を出します。

別の説明法と行動実験

この後，理論A，理論B[訳注6]という比較を行います。先ほどのビデオの女性は，これまでずっと，ある信念を持っていました。その信念というのは，「私は汚染されていて，ばい菌などによってほかの人を殺してしまうかもしれない」というものです。フォーミュレーションによって，もしかしたら別の説明法があるかもしれない，ということがわかりました。別の説明法とは，「私は清潔な人で，不潔になることをとても心配している」ということです。

最初の頃にお話しした，自分の娘とセックスしてしまうことを怖がっていた男性ですが，この人にとっての別の説明法は，「あなたはとてもよい父親で，悪循環に陥っている。娘とセックスしてしまうという心配があり，心配に対処しようと反応することで，さらに心配を維持してしまっている」となるでしょう。

「私は幼児性愛者かもしれない」「私は不潔で，ばい菌で誰かを殺してしまうかもしれない」。このような理論Aに対して，理論Bを簡単に言

うと,「私は○○についてすごく心配しているのだ」ということになります。別の説明法は,患者さん自身の体験に基づいているため,たいてい,「そうなのかもしれない」と思うことができます。

「別の説明法があなたの過去の体験にも当てはまるでしょうか。誰かに触ったことで,どのくらいの人が,これまで死んでしまいましたか」と聞きます。患者さんは「一度もありませんでした」と言います。「そうですよね。なぜかといえば,あなたがいつも手を洗っているからですよね。しかしながら,それが本当かどうか,どうやったらわかると思いますか」。患者さんに考えてもらいながら,「それじゃあ,私(セラピスト)を触ってもらって,私に危害が及ぶかどうかテストしましょう」と提案します。

これはセラピーの最初の段階での例ですが,患者さんが「トイレに行きたい」と言ったので,「では,トイレに行ってきてください」と言いました。「でも,その後に手を洗わないというのはできるでしょうか」

訳注6)「理論A,理論B」は,ロンドン精神医学研究所に併設された不安障害とトラウマ研究所(Centre for Anxiety Disorders and Trauma)で用いられている技法であり,破局的な解釈と,フォーミュレーションに基づく見方を比較する方法である。たとえば不潔恐怖を持つ人の理論Aは「公衆トイレを使ったら他人の病気に感染して死ぬだろう」であり,これに対応する理論Bを正確に書くと「公衆トイレを使ったら他人の病気に感染し死ぬと,私はひどく心配している。心配が強く,さまざまな反応をしてしまうため,心配が維持されてしまう」となる。次に,理論Aと理論Bを支持する証拠を話し合っていく。

理論A	理論B
トイレを使ったら他人の病気に感染して死ぬだろう	公衆トイレを使ったら他人の病気に感染し死ぬと,私はひどく心配している。心配が強く,さまざまな反応をしてしまうため,心配が維持されてしまう
理論Aを支持する証拠は: 1) 2)	理論Bを支持する証拠は: 1) 2)

理論Bには,心配している理由を追加する場合もある。たとえば,「私は心優しい父親であるため,娘とセックスするという考えを,ひどく心配している」などである。

と聞きました．ここで，2つのことが起こる可能性があります．1つ目の可能性は，「そんなことできるはずないでしょう．気持ち悪い」です．その場合，「今あなたの頭に，何がよぎったでしょうか」と聞いて解釈を明らかにします．しかしながら，この患者さんは「やってみます」と言いました．トイレで用を足した後，彼女は手を洗いませんでしたが，その後，袖を引っ張って自分の手を隠していました．

「どうでしたか」「今どうですか」と聞くと，「とても怖い，自分の中にウイルスがたくさんいる」と報告しました．彼女と握手をした後，私が自分の手をなめた時，彼女はものすごい恐怖を感じて，何か先生に起こったら自分のせいだと報告しました．

次のセッションでは，驚くことに，私はまだ生きていました．それどころか，私はとても元気でした．このような情報を得ることが，この段階ではとても重要です．彼女は毒を持っているというよりは，すごく心配しているのだということを示す情報を提供しているわけです．

次の段階では，情報がもたらした意味を探っていきます．単に探索するだけではなくて，実験を行います．探索をする時，既に起こったことを利用して考え方のフレームワークをつくります．行動実験を使って，さらに新しい情報を引き出していきます．トイレに行って手を洗わないというのが，最初の行動実験だったわけです．

ここでいったん質問にお答えします．

質疑応答

質問者A：質問したいのは，最初のフォーミュレーションのところです．ここでは，「私のせいで誰かが死ぬんじゃないか」という解釈を中心に悪循環が回っています．もし実際に，僕が患者さんにこうしたインタビューをした時，このよう

な解釈を簡単に見つけることができるでしょうか。いわゆる中核的なものが1つなのですが，2つ，3つあるような場合もあるのではないでしょうか。また，信号で赤の時にどうするかというメタファーの例がありましたが，このメタファーはどんな患者さんにも通用するのでしょうか。

サルコフスキス：ビデオでは，危害と責任のテーマにたどりつくまで，下向き矢印法を使いました。患者さんによって，思考も違えば意味も違ってきます。同じ思考でも，患者さんによって，違う意味やテーマにたどりつくこともあります。たとえば，感染に対する恐怖がある場合，他人に危害を与えてしまうと考えてしまう人もいれば，自分が危害を被ってしまうと考えてしまう人もいます。下向き矢印法は，同じところから出発しても，違うところに行き着くことがあるわけです。それに続く反応や行動も，同じように違ってきます。たとえば，先ほどの患者さんは，袖をひっぱって自分の手を隠していましたが，これは他人に感染が広がることを防ぐ行動です。自分自身が感染することを怖がる人は，袖をまくり上げるような行動反応をします。ケースフォーミュレーションに普遍的なやり方というのはなくて，患者さんごとにやっていく必要があります。

　信号機の話はメタファーです。メタファーを用いることで，患者さんが不安にならずに理解できるようにします。そのうえで，本人が持つ実際の問題と比較するわけです。メタファーは理解に到達するために役立つもので，異なる患者さんにも適用できます。

しかし，メタファーというのはその人にとって生き生きとしたものでなければなりません。その患者さんが車を運転しない人であれば，あまり役に立たないでしょう。したがって，メタファーは，特定の文化，言語，その人に合ったものを使う必要があります。日本人の先生方には，日本人

の患者さんに合うようなメタファーをつくり出していただきたいのです。

　先ほど私は，特定の恐怖を対象にしてフォーミュレーションを行いました。フォーミュレーションが終わった後，患者さんに「これは典型的ですか」「よくあることですか」と聞きます。患者さんは時々，「いいえ，典型的とはいえません。違う状況では，違う恐怖が起こることがあります」と答えることがあります。そのような場合は，その違った例を使って別のフォーミュレーションを作成します。
　先ほどビデオに登場した患者さんは，ガスの元栓を閉めるという確認行動がありました。別のフォーミュレーションをつくることによって，共通のテーマを見つけることができるかもしれません。「同じフォーミュレーションをいつも使うのか」という問いに対しては答えは「No」なのですが，共通するテーマを探ることがあります。
　理論Aと理論Bについて質問がありましたので，少し明らかにしておきたいと思います。これは患者さんが2つの見方を比較するために使うツールです。1つは「自分は汚い」「私はとても危険な状態にある」など，もう1つはフォーミュレーションに基づく別の見方で，たとえば「私は危険な状態にあるのではないかとすごく心配している」という感じになります。いつも理論A，理論Bという表現をするわけではありませんし，日本の場合，理論A，理論Bという言葉が適切かどうかわかりません。要は2つの見方を対照できるようにすればいいと思います。
　ノーマライジングをすることについて触れましたが，先ほどやったような「誰かが死んでしまえばいいのに」といったエクササイズも，ノーマライジングとして使います。たとえば患者さんはこのように言うかもしれません。「自分の愛する人を殺してしまうという考えに，普通の人

たちが悩むことなんてないんじゃないか」と。そのような患者さんに，今日体験したことを話して，愛する人が死んでしまうということを表現するのは，ほかの人にとっても難しいのだと説明すれば，ノーマライジングすることができます。さらに，回避をした人，後から中和行為をした人がいたことも説明できるでしょう。

侵入思考についての心理教育

次は思考の持つ機能について話し合います。たとえば，暴力的な思考を持った患者さんに，「その暴力的な思考に悩まされるのはどんな人でしょうか」と聞きます。「ヤクザの殺し屋はどうでしょうか。そのような人は暴力的な思考に悩まされるでしょうか。どうして悩まされないのでしょうか。では，子どもを愛している両親は，子どもを傷つける思考に悩まされるでしょうか」。

「一般的に，私たちはどんなことを心配するでしょうか。最悪のことが起こることを，誰もが一番心配しています」。家族の写真を指して次のように聞いてもよいでしょう。「これが私の家族です。私の家族に対して，私はどんな心配をすると思いますか」。「家族に何か悪いことが起こることを心配するのではないでしょうか」と患者さんが答えます。「私が心配してしまうのは，家族に対して悪いことが起きてほしいと願っているからでしょうか」。患者さんは再保証を与えてくれます。「いや，そんなことはありませんよ。そんなわけないじゃないですか」。このような心配の性質について，患者さんが持っている心配と比較するのです。

続いて，侵入思考のメカニズムについて話し合います。侵入思考は，誰もが体験しているというリサーチの結果を見せます。

患者さんに「幸せな侵入思考で動揺してしまうことがあるでしょうか」と聞きます。たとえば，家族と一緒に休暇旅行に出掛け，海岸沿いでグルメな食べ物を食べて，観光を楽しむイメージを持ったとします。

- 公衆トイレを使うと，病気に感染するという考え
- ある儀式をしなければ，親友や家族が死んでしまうのではないかという考え
- カギをかけ忘れたのではないか，ガス栓を閉め忘れたのではないかという考え
- 右半身を使ったら，同じだけ左半身を使わなければならないという衝動
- 自分は子どもに対し性的な興味があるのではないかという疑念

図20　侵入思考の例

- 侵入思考とは何か？　どのくらいよくあることか？
  侵入思考を一般的な現象としてとらえる
  ポジティブ，ネガティブ，ニュートラルな侵入
  ポジティブな侵入で取り乱すことは？
- まったく侵入が起こらないとどうなるか？
- どうしてよくあるのか？　役立つのか？
  →問題解決と創造性
- 侵入はよくあることであり，日常生活に必要不可欠であると患者が結論できるよう援助する

図21　侵入思考を体験する理由

　それで取り乱すことはまったくなさそうです。しかし，親友のお葬式の時に，その思考が浮かんだらどうでしょうか。どのように感じるでしょうか。ほとんどの人は恥じてしまったり，罪悪感という感情を持ったりするでしょう。つまり，どんな思考を持つかが重要ではないのです。また，私たちが侵入思考を持つのは，それが便利だからという理由があります。それはいい考え，グッドアイデアといわれています。

　まったく侵入思考のない人生は考えられるでしょうか。とてもつまらない人生になるでしょう。なぜなら，まったく創造性がなくなるからです。いつでも，どんなことを考えるかを計画しなければなりません。問題解決の最初のステップは，ブレインストーミングだということを思い出してもらいます。ブレインストーミングのルールは，どんな思考でも頭に浮かんだものを抑制しないということです。よい考えでも悪い考え

でも怖い考えでも，どのような考え方も頭に自然と浮かぶように，脳はデザインされているのだと患者さんに説明します。

自らの意志で変わろうとすることを援助する

　ここからは，標準的な認知行動療法のテクニックをご説明します。治療では，たとえば20年近くOCDを持っている人がいたとしたら，20年ぶりに何か汚いものに触って手を洗わないということを頼むことになります。私たちにとっては，高層ビルの窓から飛び降りろと言われるようなものです。

　それは安全なことだと納得させることができたら，やってくれるかもしれません。一番下にネットが張ってあって，傷つく可能性はないと信じることができたら，あなたは飛び降りるかもしれません。

　また，それをやる目的が何か見いだせたら，よりやりやすくなるかもしれません。患者さんに思い切ってやってもらうのであれば，すべてを総動員する必要があります。そのうち，多くのことがフォーミュレーション，もしくは共有化された理解に組み込まれています。

　次のステップとしては，変わることのメリットとデメリットを探ってみます。2つのコラム法というやり方を利用します。ホワイトボードや大きな紙を縦に2つに分けて，強迫的になることのメリットとデメリットを患者さんに書いてもらうわけです。それが終わったら，もう1つ，2つのコラムを行います。今度は強迫的にならないことのメリットとデメリットを書いてもらいます。これは特に一生懸命やらなければなりません。なぜならこれがとても重要になる患者さんがいるからです。

　今年のはじめに，「30年間，私はOCDを持っている」という患者さんがいました。「私がOCDを持っているから，私の妻も苦しんでいます。私がOCDを持っているから，子どもを生まないことにしました。私は働いていないし，お金がない。治療したら，12週間でこの問題はなくな

```
■ 強迫的になることのよい面は？
    − 病気にならずにすむ，強盗に入られずにすむ
■ 強迫的になることの悪い面は？
    − 短期  洗浄や確認に，毎日数十分だけ費やす
    − 長期  仕事・人間関係・余暇・家庭・夢を失う
■ 強迫的にならないことのよい面は？
    − 仕事・人間関係・余暇・家庭・夢を取り戻せる
■ 強迫的にならないことの悪い面は？
    − 病気／強盗のリスクが数％だけ増える＝他人と同じだけ
      リスクを背負う
```

図22　メリットとデメリットの比較

るかもしれない。もしそうなったら，過去30年間のことを，どうやって妻につぐなったらいいのでしょうか」。

そう言うと，この男性は泣き始めました。ここではいくつかの回答方法があります。最も重要なものは，とてもシンプルな質問で，「彼女に聞いてみたらどうでしょうか」です。すると，次のセッションで彼女がやってきて，彼にキスして，30年間，私はとても楽しかったけれど，もし彼にOCDがなくなったら，もっといいことだ」と答えました。

OCDの持つ性質でもありますが，人々は疑念を持ち続けます。確認を続ける男性についての話をしましょう。彼の不安は，もしドアの鍵を閉めなかったら，誰かが家に入って，すべての物をとってしまうだろう，ということでした。フォーミュレーションをした後，彼は言いました。「先生，私が確認しなかったとしても，泥棒は決して入ってこないと，私に保証してほしい」と。

答えは簡単です。「保証することなんてできやしない」と言います。「その保証はできないけれど，別の保証ならできます。確認を続ける限り，あなたは，生涯ずっとOCDに苦しむことになりますよ」と保証しました。「あなたも，ほかの人と同じように，泥棒に入られる可能性はあるわけです。でも，変わろうとしなければ，OCDは確実に続くことになりますよ」。

次に，「こんな状況を想像してみてください。あなたの家の中にあるものを，全部取り去って川に捨てます。それでOCDがなくなると保証したら，あなたはやるでしょうか」と聞きました。彼は笑いながら「それだったらやりますよ」と言いました。そこで私は「ラッキーなことに，実際はそんなことやらなくていいんです。何かが起こるかもしれないというリスクをとる。それだけでいいんです」。

　家財が盗まれることより，もっと高いリスクを恐れている患者さんもいます。病気や細菌やエイズになってしまうリスクです。そのような患者さんの場合，質問の仕方が少し変わり，メタファーも使います。手を洗わなければ，何かしらのリスクは存在します。また，リスクをコントロールできるもの，保険について考えます。保険会社に入ると，火災や事故などに対して保険をかけることができます。「あなたが加入している住宅保険では，あなたの家に関して，すべてのことがカバーされていますか」と聞きます。答えはNoです。北朝鮮からの攻撃が保険でカバーされているかというと，ほとんどの保険はカバーしていませんね。

　そこで代わりに，超最新型の保険を提案します。この保険では，戦争，エイリアンからの攻撃など，すべてがカバーされています。しかし，加入するには7兆円ほどのお金がかかります。その保険に加入しますか。患者さんは「そんなのばかげていて，高すぎて加入できないよ」と答えます。そこで私は「あなたのOCDのことを思い出してください」と言います。「あなたの確認や手洗いは，リスクを防ぐための行動です。しかしながら，あなたにどのようなコストを払わせているかを考えてみてください」。

　どんなにコストを払うことになっているのか，しっかり調べる必要があります。それは経済的なコストではないこともあります。幸せに関してどのようなコストを払っているか，家族に関してどのようなコストを払っているか。そのようなコストを見積もることによって，患者さんは泣きだすかもしれません。

安全のために支払うコストを見積もる時，短期的な利益と長期的なコストを比較することができます。私の考えでは，OCDは合理的です。5分間手を洗うことと，家族が病気に感染して死んでしまうことのどちらかを選ぶとしたら，もう答えは明らかです。そのような選択が，OCDを持つ方の実感に近いです。この話し合いを続けることで，単に5分間，手を洗うだけではないことに気づきます。5分が5週間，5カ月間，5年間になっていきます。OCDのコストと，恐怖との間で板挟みになっていきます。もう1つ問題となるのは，恐れている結果に直面することに対する恐怖です。

　臨床例を挙げましょう。ジョンという男性です。ジョンは私と同じように大柄な男です。彼の病歴には，父親が母親を虐待していたのを見続けた体験があります。そのため，彼は自分が誰かを攻撃，特に女性を攻撃してしまうということを怖がっています。女性を攻撃してレイプしたり，殺してしまうというイメージを持っています。このため彼の家にはナイフが1本もありません。また，家からまったく出ようとせず，特に日没後は1人では外出しようとはしません。女性とすれ違う時は女性と離れるようにします。セラピーでフォーミュレーションを行って，変わることのメリットとデメリットを話し合った時，ジョンは次のようなことを言いました。

　「先生，あなたが言いたいことはわかる。でも恐い。女性を傷つけるのではないかという不安を下げてしまうこと，それが恐怖なんだ。まったく不安にならない人は，連続殺人犯と呼べると思う。セラピーによって，女性を傷つけることに不安を感じなくなってしまったら，私は危険な人物になってしまう」。

　彼の言うことはもっともです。そこで，ホワイトボードに長い横線を引きました。右端がジョンで，左端が最悪な連続殺人犯，ブッシュ元大統領です。この線は，女性を傷つけることにどのくらい不安を感じるかを表しています（図23）。

ブッシュ…お父さん…友人…ジョン

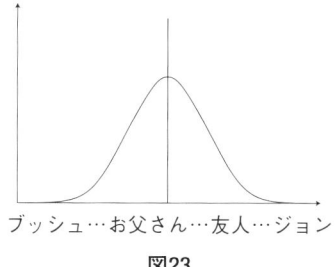

図23

　「君は非常に強い不安を感じているから，いちばん右端にいます。不安が少し小さくなると，左の方に近づいていく。これからやってみたいのは，ほかの人たちをこの線の上に並べてみることです。君のお父さんはどこにいるだろうか。友達のジョージはどこに位置するだろうか」。
　たくさんの人々を線上に並べてわかったのは，彼の不安が小さくなっていけば，正規分布の中央に近づいていくという事実でした。これは彼の黒白思考にチャレンジしていたことになります。
　しかしジョンは「先生の言ってることはわかるし，確かにそうだと思う。でも，少しでも不安がなくなったら，下り坂になって，どんどん不安がない方に滑り落ちていってしまうだろう」と言いました。そこで私はこう聞いてみました。「ジョン，君の経験では，強迫がよくなることと，悪くなること，どっちが難しいだろうか」。彼は笑いながら「いつもよくなることの方がすごく難しいし，悪くなるのは簡単だった」と答えました。
　「君が思い描いた坂っていうのは，もしかすると反対で，上り坂なのではないだろうか。そうすると不安がない方に動くのは，とても難しいだろう。だから，このセラピーを12週間だけやってみよう。12週間後には，君が女性を傷つけることを喜ぶ人に変わってしまうかもしれない。そうなるとは思わないんだけど，怖いというのはわかる。でも約束するよ。もし，12週間後，本当にそうなってしまったら，もっと強迫的になるように援助するから」と伝えました。彼は笑って「そんなことしなく

ていいから」と言いました。

　このような恐怖へのアプローチは，ほかの問題にも応用できます。たとえば整理整頓好き，きれい好きな人の場合，きれいにすることをやめたら，とても汚くなってしまうことを恐れます。しかし，ジョンの例と同じように，本当にすごく汚くなったら，もう1度，強迫的なきれい好きに戻せると，約束することができます。宗教的な恐怖を持っている人で，祈祷やお祈りをきちんとやらなければ，悪の崇拝者になってしまうと恐れている人もいます。そのことで危害が生じてしまったら，また強迫的に祈る状態に戻せると約束します。実際のところ，32年間，この約束を果たしたことはありません。

行動実験への動機づけ

　先ほどのビデオの女性は，何かに触ることで感染することを恐れていました。恐怖に直面する前に，こんな質問をしました。「OCDの言うことが正しければ，君はすごい才能を持っていることになる。よかったら，シークレットサービスの仕事に就かないか。君の仕事は暗殺で，シークレットはある重要人物を殺したいと思っている。君の仕事はその重要人物に触ることだ。そうすればその人物は死ぬだろう」。
　彼女は笑いながら「触るだけでは人は死なないでしょう」と答えました。「でも，それをあなたは恐れているのでしょう？」と言って，彼女が触るだけでは人は殺せないと考えた理由を話し合います。これは責任の反転と呼ばれています。回避している恐怖について考えるのではなく，恐れていることを逆に起こしてみようとするわけです。研究に基づいていうと，OCDを持つ人は，自分のコントロールできない，影響が及ばないことに対しても，責任を持ってしまう傾向があります。
　何かが起こるように考えることで，本当にそれが起こると思う人もいます。たとえば，先が鋭くとがった靴を履いて歩くと，ガス爆発が起こ

ってしまうとか，擦っていないマッチをバケツの中に落とすと，火がついて火事になってしまう，ということを信じていたりします。行動実験に取り組むために役立つ，話し合いのテクニックがたくさんあります。

　話し合いのテクニックは，すべてフォーミュレーションに基づいています。つまり患者さんの持つ恐怖に特化しているわけです。考え方を扱う時は，その人の持っている価値観にも注意を払います。その患者さんが宗教的な信念を強く持っていたら，それを取り去ってしまうのではなく，強迫的な部分だけを取り除きます。

　次のステップでは，積極的に理論Bの「現実味」をテストするため，行動実験に取り組んでもらいます。時々，認知的な行動技法は何か違うのかと聞かれることがありますが，そんなに違うわけではありません。その問題に関して別の見方を見つけて，別の見方を患者さんが明確に考えられるよう援助します。

　別の見方，理論Bにある程度納得してもらえたら，行動実験を行い，新しい情報を収集できるようにします。実験の結果が得られたら，結果の持つ意味を話し合い，理論Bという別の見方に統合します。行動実験は，本当は世界の仕組みはどうなっているのか，という質問に答えるものです。

　ケースフォーミュレーションをしている時に，思考を抑制することで，その思考が浮かぶ頻度を増加させることを発見できるかもしれません。そして，思考抑制が維持要因の1つであるという共通理解を持ちます。最も簡単な方法は，患者さんに「黄色いゾウのこと考えないでください。それを一生懸命やってください」と言うことです。すると，よりゾウのことを考えてしまうことを発見するでしょう。

　「子どもを傷つけることを，考えないようにすることができるのか」という疑問を実験する方法です。向こう3日間，子どもを傷つける思考がどのくらい生じたかを記録してもらいます。同時に，どのくらい思考を抑制しようとしたかも評定してもらいます。4日目は，一生懸命に思

考を抑制してもらい，記録します。5日目には，思考を抑制しようとせずに，くるものを受け入れるようにして記録します。6日目には，再び思考抑制をやってもらいます。次のセッションで，頻度の記録を，セラピストがグラフにします。抑制する日の方が頻度も高くなりますし，苦痛度も高くなるでしょう。行動実験は，問題が本当はどうなっているのかを発見するためのものですが，多くの場合，恐れている刺激に直面するようなことを行います。

曝露を含まない行動実験の実例

　エクスポージャーを含まないこともしばしばあります。たとえば思考抑制が1つの例です。ここで，行動実験のビデオを1つ見ていただきます。（書籍の読者のために，ビデオの概要を解説します）。ここでは，OCDに困っている10歳の少年が登場し，セラピストはリンダという女性です。

　この子どもはある特定の恐怖を持っていました。おばあちゃんが他界した後，自分のお母さんも死ぬのではないかということを心配しており，テロリストや核弾頭に関する思考を持っています。

　お母さんを守るため，精神的な中和行為もしています。お母さんがテロで死んでしまうと心配しているため，精神的な中和をやめることが難しくなってしまいました。ビデオは第6セッションの模様で，リンダはまず，すぐにできるような儀式を考えだしてもらいました。

　リンダは，ケースフォーミュレーションと話し合いによって，「悪いことが起こることを防ぐことができる」というこの少年の信念を少しだけほぐしてあります。この子は「ちょっとよくわからなくなってきた」と言いました。この時が行動実験をやるのに最適なタイミングです。信念が和らいできていて，適切な体験によって，信念をさらに変えていくことができるかもしれません。

実行日時	講義終了後
テストする考え （信じる割合）	手を洗わないと病気になる（80%） 手を洗わないと不快感が永遠に続く（80%）
やること	トイレで用を足した後，手を洗わない
起こるだろうと 予想すること	病気で死ぬことはないだろうけれど，気持ち悪くて気が狂うだろう
起こったこと 観察したこと	数分は不安にさいなまれたが，自転車に乗って帰宅するうちに，気にならなくなった
学んだこと （信じる割合の変化）	手を洗わないと病気になる（60%） 手を洗わないと不快感が永遠に続く（60%）
納得できないこと	この手でご飯を食べたらどうなるか

図24

　お母さんがセッションに陪席しています。そこでリンダは「私がお母さんに本を投げつけて危害を加えるから，儀式ができるよう準備してほしい」と言いました。この少年は，リンダがお母さんに本を投げつけるのを防がなければなりません。もし，頭の中の儀式で核やテロを止められるのであれば，リンダが本を投げることを止めるくらい簡単なはずです。そしてこの少年はこの実験に合意してくれました。リンダは，「これが本じゃなくて，ナイフだと想像して，一生懸命止めてみて」と少年に言いました。

　実験はゲームのような感じになってきました。これは子どもと一緒に取り組む時には非常に大切な要素です。ゲーム的な要素が増えるほど，行動実験はやりやすくなります。大人にもこのような遊び心が必要でしょうし，役立つでしょう。また，患者さんのスタイルに合った創造的な方法を発見する必要があります。

　今度はナイフではなく，手りゅう弾を想像してもらいます。手りゅう

訳注7）図24は，行動実験の一般的な記録フォームである。CBTの訓練生が実習するような行動実験が記録されている。

弾を投げるため，リンダは大きな音を立てます。少年は混乱しながらも，「儀式は役に立たない」と言いました。そして「同じ部屋にいるから儀式が役に立たないんじゃないか」と言いました。行動実験が終わった後には，いい実験だったかどうかを聞かなければなりません。彼は「いい実験だ」と言ったのですが，「お母さんが見えているからうまくいかなかった。儀式が役に立たなかった」と主張しました。

そこでリンダは，お母さんを外に連れていき，ナイフでお母さんを刺すというまねをしました。少年は，頭の中の儀式でこれを防がねばなりません。そしてリンダは，お母さんは簡単に刺されてしまったと少年に告げました。次に行うのは，お母さんが外にいる時，儀式をしないという実験です。お母さんがスーパーマーケットとか，シティーセンターに出かけている間に，儀式をしないように勧めてみました。

曝露反応妨害法の基本原則

ここから曝露反応妨害法につながっていくわけですが，取り組んでもらうのが最も難しいところで，その難しさを過小評価してはなりません。そのためにも，理解と信頼を築き上げる必要があります。ここで役立つ可能性のあるメタファーを紹介します。特に若い患者さんの場合，強迫性障害といじめを比べてみるとわかりやすくなります。

「もし，自分の息子や娘が家に帰ってきて，こんなことを言ってきたらどうしますか。『学校にすごくでかい奴がいて，いじめてくるんだ。明日その子にお金をあげなきゃなんないから，お金を貸してほしい』と。子どもにお金をあげますか。どうしてあげてはならないのでしょうか。お金をあげても解決しないということを，どのように子どもに説明しますか」。

このようにして，OCDにはいじめと似たような働きがあることを探っていきます。すると，わずかでもいじめに屈してはいけないことがわ

- あなたが主導権を持っている，「できない」「やりたくない」といつでも言ってほしい
- 場合によって，あなたを説得する許可がほしい
- スタートを切るために「おしゃべり」「ユーモア」
- 「変更の履歴」は記録しない
- はじめはセラピストと患者が共同で計画，徐々に患者が自主的に計画していくようにする
- 曝露を導入して間もない時は，週に２回から３回のセッション

図25　曝露反応妨害法の基本原則

かります。もし，いじめっ子に1,000円カツアゲされて，次の日に500円だけ渡したらどうなるでしょうか。許してくれるでしょうか。それとも，もっともっとプレッシャーをかけてくるでしょうか。OCDには，いじめと同じような働きがあるのです。

　曝露を最初に始める時には，セラピストの手助けが常に必要です。また，始めに必ず設定するルールがいくつかあります。第一に，「主導権はあなたにある」ことです。「あなたに，その重要性を説明したうえで，○○してみませんかと尋ねるかもしれません。しかし，いつでもNoと言ってくださって構いませんし，Noと言ってほしいのです。ただ，あなたがNoと言った時，あなたを説得する許可をいただけませんか」。こうして，どのようなことをするか，患者さんと交渉していくことができるでしょう。

　第二に，遊び心を持ち，時々ユーモアも交じえます。ただ，患者さんについて笑ってはいけません。患者さんと一緒に，何かを笑うのです。さっきやったようなゲームは，笑いで終わることが多くなります。

　第三に，患者さんがやりやすいよう，様々な援助をします。たとえば，とても低いレベルから始めます。気をそらすために，いろいろなおしゃべりをします。しかし，それは最初だけで，患者さんだけで曝露反応妨害法を行うようになるために，橋渡しをするのです。

　補助輪というメタファーを使うとわかりやすいでしょうか。子どもが

自転車に乗る練習をする時に，転倒を怖がるのは理解できます。子どもが自信を持って練習するために，補助輪をつけます。しかし，補助輪は，永遠に使うのではなく，最初に自信を持つために使うだけです。曝露においても，このような補助輪は最初だけ用いて，後にはずすことを説明します。無理やりはずすのではなく，その子が自ら補助輪をはずすことを援助します。

　第四に，やってはいけないことがあります。これは曝露の時間を無駄にしてしまうことです。それは何かというと，トラッキング，履歴を記録することです。たとえば自分を汚したとしたら，どこが汚れているか観察し続けることがあります。今，この机の上に触ったということに気づき，それを思い出すようにしたとします。それはなぜかというと，後でそこの部分をきれいにするためです。これがトラッキング，履歴をつけることです。すると，治療がうまくいかなくなってしまいます。

　トラッキングというのは理論Aを支える道具です。履歴の記録は，ここに危険があるということを意味します。この問題を解決するために，ゲームが役立つことがあります。「目隠し鬼ごっこ」では，鬼が目隠しをして，ほかの人を捕まえようとします。しかし，どこに誰がいるのか見えません。患者さんが合意したら，まず自分を汚し，目隠しをして，セラピストなどほかの人を捕まえようとします。

　これは患者さんの家で，履歴を残さないようにしてやります。患者さんが馬鹿にされたと思わないよう，明確な理論的根拠を与えたうえで，合意してからやる必要があります。あまり使うことはないのですが，履歴の記録がなかなかやめられない場合にはとても役に立ちます。

　最後に重要なのは，頭から心ということです。「どうしてこんなことをやる必要があるのか」と聞かれることがあります。フォーミュレーションも理解できるし，理論Aや理論Bも理解できています。頭では理解できるけれども，まだ心で理解できていないのかもしれません。これは自転車に乗ることと一緒です。

- 拒否することが明らかな場合は聞かない
- 拒否する可能性がある時は「占い師」のテクニックを使う
- 不快感は常に早く下がる…そうでなければ，問題を見つけて対処する！
- 勢いを得て，動きを止めないようにする

図26　セラピストの基本原則

- 患者の時間の多くを費やしていること
- 患者の生活を狭くしていること
- 短期目標，中期目標を妨害していること
- 「通院」を妨害していること
- 患者が「やってみよう」と心構えができていること

図27　どこから何から始めるか

　自転車に乗ることの理屈を説明することはできます。誰かが自転車に乗っているビデオを見せることもできますし，ほかの人が自転車に乗っているようすを実際に見ることもできるでしょう。ただ，自転車に乗ることに自信を持つためには，その人自身がやらなければならないのです。

曝露反応妨害法において必要となる技能

　セラピストにとっての基本原則を説明します。まず，たくさんのことを要求しすぎないこと，患者さんが拒否することが明らかな場合は聞かないことです。
　次に，患者さんに質問し，何を触ったらいいのか考えてもらいます。交渉してレベルを少し上げることもできるかもしれませんが，患者さんが最初に何をするか言ったことから出発します。
　もし，患者さんが気乗りしないようだったら，特別な方法があります。占い師のテクニックと呼んでいます。占い師がやっていることをちょっと説明しましょう。占い師があなたの部屋にお化けがいると言いました。占い師が「お化けは，Ａさんの霊ではないですよね」と聞きます。もし，

お客さんが「Aさんなんて知りません」と言ったら，占い師は「ですよね。私の思ったとおり，あなたは知りませんよね」と答えます。
　患者さんに聞く場合は，「床に触るなんて，ちょっと難しすぎてできないですよね」と聞きます。もし，患者さんが「いや，できますよ」と答えたら，その時は「よっしゃ！」と心の中でガッツポーズです。患者さんが「ええ，床を触るなんてできないですよ」と答えたら，「思ったとおり，やっぱり難しいですよね」と答えます。慎重に交渉することは，相手に敬意を示しているとことでもあり，協働的な関係を形成しているともいえます。
　曝露において，不快感はどちらかというとすぐに下がっていくものです。もし，すぐに低減しないのであれば，何か見つかっていない問題があるということです。
　勢いを得たら，動きを止めないことが重要になる患者さんもいます。最初にスタートを切るのが最も難しいわけですから，動き始めたら，その勢いを維持するようにします。
　私たちの治療には，インテンシブ治療[訳注8]という選択肢がありますが，それは得た勢いを止めないようにするためでもあります。インテンシブ治療のようすについては，後ほどビデオをお見せします。
　モデリングについての基本的なルールを少しご説明します。患者さんがやることのレベルを2倍にしたら，あなた自身もできなくなる，そういう曝露を患者さんにやってもらってはいけません。
　もし，患者さんに床を触ってもらいたいとしたら，セラピストがまず

訳注8）インテンシブ治療（Intensive Treatment）は，5日間で集中的に治療を行う方法である。多くの場合，水・木・金と治療し，土・日で宿題を実践し，再び月・火と治療を行う。遠方から治療を受けに来た人や，出産や卒業など緊急性の高い人を対象に行われる。治療効果は週1回で行った場合と変わらないが，特に抑うつ状態の強い人には効果が高くなることがわかっている。

Bevan, A., Oldfield, V.B., Salkovskis, P.M., 2010. A qualitative study of the acceptability of an intensive format for the delivery of cognitive-behavioural therapy for obsessive-compulsive disorder. British Journal of Clinical Psychology, 49, 173-191.

モデルになります。もし患者さんに床を触ってほしかったら，その2倍以上難しいことを自分自身がやらなければなりません。そうしてはじめて，患者さんに床を触るように尋ねることができます。

これはマスタリーモデリングといって，危険なことではないというメッセージを伝えることになります。マスタリーモデリングには，あるリスクが伴います。患者さんは「あの先生は頭がおかしいんじゃないか」と思うかもしれません。「このセラピストは私とは違う人間なんだ」と思われる可能性もあります。そういう場合にコーピングモデリングが役に立ちます。これは，もう1人のセラピストや家族など，患者さんに近い立場にある人にやってもらいます。患者さんによっては，こういう人たちがいた方が，自分自身もやりやすくなります。もしあなた自身しかいない場合は，いつもマスタリーモデリングを使います。

曝露反応妨害法の実例とコツ

ここから，3人の患者さんをインテンシブ治療しているビデオをお見せします。すべての治療が5日間に集約されています。インテンシブ治療をする場合は，OCDの治療がフルタイムの仕事になると伝えます。集中的に治療をするため，仕事を5日間だけ休んで治療に専念してもよいですし，子どもの世話を5日間だけおばあちゃんに任せて治療に専念してもよいでしょう。

ビデオに映っているのは，ビクトリアというセラピストです。彼女は私と一緒に，洗浄強迫のあるソフィーという患者さんの治療をしています。この患者さんの場合，フォーミュレーションの作成と話し合いに，まず6時間かけました。すると彼女は自ら「私は自分の恐怖に直面する必要があるんじゃないか」と言いました。

ビデオの中で，私がソフィーにいくつか許可を得ようとしています。たとえば「私自身がトイレの便器の中に手を入れてもいいですか」「そ

の手で私のズボンをふいてもいいですか」と聞いたりします。主導権は患者さんにあるので，そういう許可を求めているわけです。ソフィーは私たちと同じ部屋にいるので，私がトイレの便器に手を突っ込んで，その手でズボンをふくということに，すごく不安になっています。

　このインテンシブ治療には，3人の患者さんがいて，一緒に治療に取り組んでいます。お互いがお互いを支えているのがわかると思います。ほかの2人も，すごく難しいことをやりながら，お互いを支えています。私たちはここから，ある患者さんのセラピーに，別の患者さんにも加わってもらうことも，非常に重要だということを学びました。

　トイレにやってきたソフィーに，「OCDがささやく声に耳を向けて，その反対のことをやってみて」と私は言いました。前のセッションでは，私が便器を触って彼女はハンドルを触ったので，また彼女はハンドルを触るのではないかと思っていました。ところが彼女は，便器に触ることができました。

　ここでビクトリアが，あることに気づきました。ソフィーはおびえながら，手がほかのものに触らないようにしていました。髪や服に触らないようにしたり，履歴を残したりしていたのです。そこでビクトリアが介入し，ソフィーが髪を触り始めます。そうすることで，逆に不安が下がっていることがわかりました。

　臨床的な技術，アートというのは，どうしたら回復が実現できるかを教えてくれます。また，患者さんが自分で自分の問題をコントロールできるようにする雰囲気をつくってくれるものです。これを教えるのはとても難しいのです。日本のやり方はイギリスのやり方とは異なるかもしれません。方向性は一緒でも，細かな部分は違うかもしれません。同じイギリスでも，やり方には多くのバリエーションがあります。

　曝露についてもう少し追加させてください。まず，明確な理論的根拠なしでは絶対やってはいけません。理論的根拠というのは，患者さんと一緒に探していくものです。最初に，あなたが患者さんに理論的根拠を

図28

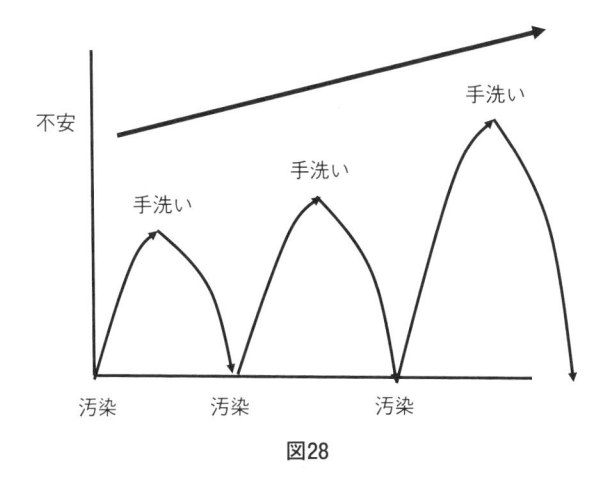

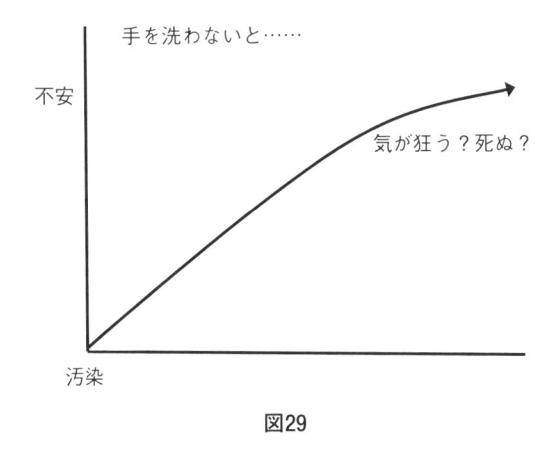

図29

　説明したら，今度は患者さんがあなたに説明します。そして，どのような結果になるのかというのを患者さんに予想してもらいます。
　強迫的な解釈があると，不安が高くなります。そこで儀式，手洗いなどやると心配が下がります。同じような思考や刺激に直面すると，また不安が高くなります。しかし，大丈夫です。儀式を行えば不安はおさまります。これが繰り返されるわけです。
　しかし困ったことに，儀式を続けることで，不安が増減する量が押し

上げられてしまいます。これは依存のようなものだと患者さんに説明します。たとえばヘロインを吸って気分がよくなります。体内からヘロインがなくなると，また気分が悪くなります。またヘロインが必要だと思います。これはしだいにより多くの儀式が必要になってくるということを説明するために使うメタファーです。

また，どうして儀式をやめることが難しいのかということも説明します。これは患者さんが，「儀式をしなければ，不安がどんどん高くなり，心配が永遠に上昇し，気が狂ったり死ぬのではないか」と考えているためです。

ただ，先ほどビデオに登場したソフィーのように，ちょっと違う結末が待っていることもあります。もしビクトリアが，ソフィーが履歴を残していることに気づかなかったら，不安が徐々に下がるという体験ができなかったでしょう。ですから，技術の高いセラピストがセラピーを行う必要があります。

セラピーの障害物

イギリスでは中年期危機という言葉があるのですが，私のような年代の男性はスポーツカーを急に買いたくなったり，年下の女性に興味を持つようになったりします。セラピーにも中年期危機があり，慢性化した事例の半数近くに起こるものです。

認知行動療法では，患者さんがどのくらい長くOCDを持っていたというのはあまり重要ではありません。慢性化した患者さんも，2〜3年OCDを持っていた人と同じように治療に反応します。ただ，セラピーで改善していくと，慢性化した患者さんに起こることがあります。たとえば7セッションを終えて，過去数年に比べて症状が改善したとします。毎日8時間も手を洗っていたアリスは，50％改善して，毎日手を洗う時間が4時間になりました。過去15年に比べたら，生活はよくなってきま

- 慢性化した事例の半数が経験する
- 患者は長期間にわたり強迫を持っており，過去数年に比べればよくなってきている
- 「これ以上はもういい」
- 信念を特定する
- 登山のメタファー：これまでの苦労と比べたら
- 傷のメタファー
- コスト／ベネフィット分析で動機づける

図30　セラピーの中年期危機

した。彼女はここでセラピーをやめたいと思ったのです。

　英語のメタファーで表現すると，「ボートを揺らしたくない」ということになります。何年も苦しんだ後，まるで天からの恵みのように改善したので，彼女がセラピーをそこでやめたいという気持ちはわからなくもありません。ただ，中途半端なところでやめるべきではないのです。

　そこで，「始めのころが一番，治療が難しくありませんでしたか」と聞きます。患者さんは「ええ，もちろん。始めのころが難しかったですよ」と答えます。「私の経験でも，セラピーは最初の段階が一番難しいものなんですよ」と伝えます。

　ボートを揺らすというのはとても便利なメタファーです。OCDがすごく悪かった時というのは，海の真ん中にボートで1人浮いているような状況です。そこでボートを揺らしたら，ひっくり返って溺れてしまうかもしれません。セラピーというのは，ボートを岸の方まで近づけるような作業です。もう水深は1メートルくらいしかないかもしれません。そこで，今やるべきことは，ボートを揺らすことなのです。ひっくり返ってしまっても，岸のところまであなたは歩いていけます。ボートを揺らさず，ボートの中に留まって岸を眺めるのではなく，岸に下り立って，そこから自分の人生を歩むことができます。

　もうひとつ，傷のメタファーが役に立ちます。とても深い，感染を起こしているような傷が腕にあったとします。消毒するとしみて痛いので

す。それが半分だけきれいになったら，もう十分だと，残った半分の傷はそのままにするでしょうか。答えはNoです。残った傷口から感染が広がってしまうかもしれません。

OCDに関しても似たことがいえます。残したところがあると，そこからまた広がってしまうかもしれません。ですから，残った部分も取り除きたいのです。

質疑応答

質問者B：セッションのビデオでは，少年がとても退屈そうにしていて，協力的ではないように感じられたのですが，子どもの治療の場合はあのような感じになるのでしょうか。それとも，ほかの子はもっと協力的なのでしょうか。

サルコフスキス：彼は退屈しているのではなくて，むしろ集中することが難しい状態にありました。このため，セラピーをゲームのようなものにする必要がありました。この年齢の子どもさんはすぐ飽きてしまうことが多いので，セラピーをいくつかに分解したり，ゲームを含めたり，休憩をしたり，お菓子をあげたりします。ただ，セラピストとのやりとりにはかなり取り組んでいました。それが重要です。

質問者A：履歴の話で「ここを触ってはいけない」というのは，感染恐怖の場合だけに起こるのでしょうか。ほかの恐怖の曝露では，トラッキングがどのように起こるのでしょうか。

サルコフスキス：どのようなタイプのOCDにもトラッキングは起こりますが，少し見え方が違います。強迫的反すう（obsessive rumination）を持つ人が，恐れていることをあえて考える時，何を考えたかをよく覚えておいて，後からやり直したり，別の思考で中和をしようとしたりします。女性に危害を与えることを恐れていたジョンが，家の外

に出掛けることができました。しかし彼は家に帰ると，警察に電話をしました。何か殺人事件が起こっていないか，警察に確認していたのです。

質問者Ａ：正直，私はトイレの便器に手を入れることはできません。

サルコフスキス：もし，トイレで結婚指輪を便器の中に落としてしまったら，どうしますか。拾わないと離婚になるかもしれませんね。

　セラピストと患者で，どうしてこんなことをやるのか，よく話し合う必要があります。あなたが足を骨折したとしましょう。ギプスをしていることについて，医者に「これは不自然だ」と訴えます。「だって，ほかの人は誰もギプスなんてしていない。ギプスをはずしたいです」。しかし，よくなりたいのだったらギプスをする必要があります。感染に対する恐怖があれば，汚いと思うものに触る必要があるのです。患者さんに触ってくれと誘うのであれば，セラピストも触らなければなりません。

質問者Ｃ：今日は，強迫性障害の治療について希望をいただきました。ありがとうございました。私が今，抱えている方についてヒントをいただければと思って，質問させていただきます。

　私の患者さんは10年ぐらい閉じこもっています。きっかけはいじめだったようです。今の生活は，自分の好きなタレントがテレビに出ているのを全部チェックして，DVDに録画しないと気がすまないという生活です。このような，やめたいと思っていない患者さんに関して，どのようなアプローチがあるかを教えていただけたらと思います。この症状が自分にとって嫌なものだとか，変えたいと全然思っていない患者さんとの目標設定はどうしたらいいのでしょうか。

サルコフスキス：その患者さんに会う必要があります。昔あった動機づけをまず聞かなくてはなりません。その方がやっているのは，希望のない絶望に関係した行動のパターンです。もし今，新しい夢が見いだせない，昔あった夢は諦めるしかないと思っていたら，何ができるでしょうか。私だったらおそらく，その方と1セッションもしくは2セッション，長期目標について話し合います。

何年もOCDがあると患者さんは夢を失ってしまいます。これはとても悲しいことです。まずやらなければならないのは，希望を与えるということです。もしかしたら，昔の夢を取り戻すことができるかもしれません。問題を夢に変えてしまうこともあります。「あなたができないことっていうのは何でしょうか」「家の外に出られないことです」「それは中期的な目標にならないでしょうか。ほかに何か無理だと思っていることはありますか」「仕事に就くことです」「それは長期的な目標になるかもしれません。どんな仕事に興味があるでしょうか」。

まず人間として，何かを与え伝える必要があるのです。あなたはとても，彼について困っていますし，残念に思っていることが伝わってきます。残念に思う気持ちを利用しましょう。彼のことを悲しいと思わないようになるためには，彼がどうなっていたらいいでしょうか。そのことについて彼と話し合います。ボランティアでこのようなこともできるでしょう。

よくなりたいという動機づけがないのは，とても残酷なことです。もしかしたら彼は，「自分はテレビを見たいだけだ。OCDがなかったとしても，テレビを見ることしかやりたいことはない」と言うかもしれません。これは抑うつの患者さんにも似ています。「もし，私にうつがなかったとしても，何もやりたいことはない」という場合です。

それは彼らの選択なのですが，何か夢や期待を持つことを妨害しているものがないか，あなたが見つけ出す必要があります。
　このような問題は，ため込み強迫を持っている患者さんにもよく見られます。強迫的なため込みを持つ人は，自分には何も問題ないと思っている場合があります。むしろ自治体やご家族が困っているわけです。セラピストは警察ではありませんから，もし，患者さんの奥さんの方が困っているのであれば，奥さんをクライアントにして治療をしていきます。

ワークショップで扱わなかった「宿題」のスライド

- クリアな理論的根拠を与える
- 共同的に設定する
- 失うものは何もない実験を提案する
- 何かしら記録をつける
- 次のセッションで必ず振り返る
- セラピーが進展するにつれ，患者がより能動的に宿題を設定できるよう促す

図31　宿題の一般的なルール

- 忙しすぎるライフスタイル
- 家庭内の困難
- 理論的根拠を忘れる
- 設定した課題が難しすぎる
- やること・目的が不明確
- ぎりぎりになってやる

図32　宿題の実践的な妨害要因

- ネガティブな予測
- 課題の要求水準を過大に見積もる
- 完全主義
- 抑うつ
- 実践的な問題に姿を変えてしまっている心理的問題もあるかもしれない（例：完全主義のため生活が忙しい）

図33　宿題の心理的な妨害要因

- やったか？　どう思ったか？
- 難しいことがあったか？
- 何を学んだか？
- 納得いかなかったことは？
- 得られた情報をどのように生かすか？

図34　宿題の振り返り

あとがきにかえて

　デイビッド・M・クラークにとって，2010年は，とても悲しいできごとがありました。
　2006年から始まったIAPT（Increasing Access to Psychological Therapies）の最高責任者となったクラークは，ヨーロッパ認知行動療法の「顔」となっていました。そんな彼に突然訪れた悲劇は，ポール・サルコフスキスとの別れでした。
　クラークとサルコフスキスは，1980年代にオックスフォードで出会い，切磋琢磨しながら不安障害の認知療法を発展させてきました。2人は2000年にロンドンに移り，ロンドン精神医学研究所心理学部を，ヨーロッパ最大の認知行動療法の研究・実践機関に育てました。
　30年連れ添った仲間であったサルコフスキスは，2010年10月にバース大学に移り，臨床心理博士課程を立ち上げることになりました。
　2010年4月，私は一足早くロンドンを去りました（Leave you before you leave me!）が，ロンドンに残った多くのスタッフは，彼の旅立ちを手放しで喜べませんでした。最も素直に喜べなかったのが，クラークだったようです。

　日本に帰ってくると，サルコフスキスによく似た人物に出会うことができました。正確にいうと，よく似たドラマの登場人

物を見つけました。「コナン・ドイルの冒険（Dr. Bell and Mr. Doyle）」というドラマに登場するベル教授です。シャーロック・ホームズの作者であるコナン・ドイルが，医学生時代に師事したのがジョセフ・ベルです。

ちょうど私が生まれる100年前，1877年に，この2人はエジンバラで出会いました。コナン・ドイルは，シャーロック・ホームズを書くにあたり，ベル教授をモデルにしていたところがあるそうです。

ベルもサルコフスキスも，スコットランド人であり，グレイの目を持ち，ユーモアを愛し，学生を引き込む授業をします。2人とも，絶対に希望を捨てない心を持ち，物事にのめりこんだときは，すさまじい集中力を発揮します。

ベルは，緻密な観察力と鋭い推察力を持っていました。相手の皮膚の特徴，歩き方，アクセント（訛り），服装，帽子のかぶり方，靴についた土の色などを観察し，職業，出身地，最近何をしたか，そして主訴まで言い当てることができたそうです。

ベルは，観察力と推察力を司法の分野にも応用し，科学捜査の発展にも貢献したと言われています。警察が「仮説ありき」で証拠を集めようとすることは視野狭窄（tunnel vision）であり，さまざまな事実を集め，注意深く観察し，仮説を組み立てる重要性を，医学生たちに説いていました。

サルコフスキスもまた，似たような観察力と推察力を持ち合わせていました。理論モデルや（紹介者による）診断に引きずられることなく，患者の置かれた社会的・文化的な文脈を踏まえ，患者のアクセントや言葉の細かなニュアンスを感じ取ろうとし，表情や立ち振る舞い方を注意深く観察していました。データを分析するときは，「この項目は分散がやや大きい。何を

意味しているのか」といった細部まで目を光らせたり，仮説が棄却されたときは，他の複数の要因を考慮して「別の説明法」を見事に推察していました。一緒に日本を訪れたときは，学会に来ていた人たちに関する興味深い人間観察の話を，後から聞かされたものです。

　ベルには，シャーロック・ホームズには描かれなかった特長があります。孤高で事件がない限りは人付き合いのないホームズに対して，ベル教授は，思いやりの人，慈しみの人であり，「コナンドイルの冒険」では，その性格がよく描かれています。サルコフスキスも，チームのメンバーには，大きな愛情をもって接し，「何があっても君の味方だ」という態度をいつでも示す人でした。
　ところで，ホームズの宿敵は，裏社会の統率者，モリアーティ教授でしたが，サルコフスキスの宿敵は，（医学部と合同の）教授会でした。教授会から戻ってくると，偉そうな人たちのつまらない話に付き合わされたと，死んだような顔をしていました。そのようなときは，自分で冗談を言って自分で大笑いし，すぐに元気を取り戻していました。大きな組織に所属することのデメリットも，彼をバースへと旅立たせたのでしょう。

　サルコフスキスは今，ロンドン精神医学研究所のような大きな組織ではできなかったことを，バース大学でやり遂げようとしています。バース大学でどのような臨床心理士が育っていくのか，バース大学からどのような研究が発信されるのか，遠い日本から見守っていたいと思います。

小堀　修

監訳者

小堀　修（こぼり おさむ）
　千葉大学社会精神保健教育研究センター特任講師。博士（学術），臨床心理士。
　1977 年生まれ。2001 年東京大学教育学部卒業，2006 年東京大学大学院修了。

清水栄司（しみず えいじ）
　千葉大学大学院医学研究院子どものこころの発達研究センター長・認知行動生理学教授。医学博士。
　1965 年生まれ。1990 年千葉大医学部卒業，1997 年千葉大学大学院修了。プリンストン大学留学後，同大精神医学講師，助教授を経て 2006 年より現職。2010 年 4 月より，千葉認知行動療法士トレーニングコースを主催。2011 年 4 月より，新設された子どものこころの発達研究センター長を兼務。日本認知療法学会役員，日本不安障害学会理事，日本脳科学会理事。
　主な著書は『認知行動療法のすべてがわかる本』（講談社；監修），『自分でできる認知行動療法：うつと不安の克服法』（星和書店）。

丹野義彦（たんの よしひこ）
　東京大学大学院総合文化研究科教授。医学博士，臨床心理士。
　1954 年生まれ。1978 年東京大学文学部心理学科卒業，1985 年群馬大学大学院医学系研究科修了。
　主な著書は『講座臨床心理学』全 6 巻（東京大学出版会，共編），『エビデンス臨床心理学』（日本評論社），『ロンドン こころの臨床ツアー』『アメリカ こころの臨床ツアー』（星和書店）。

伊豫雅臣（いよ まさおみ）
　千葉大学大学院医学研究院精神医学教授。医学博士，精神保健指定医。
　1958 年生まれ。1984 年千葉大学医学部卒業。
　主な著書は『不安の病』（星和書店）。

著者（講演）

ポール・サルコフスキス（Paul Salkovskis）
英国バース大学心理学部教授。臨床心理士。
1956年生まれ。1985年から2000年まで英国オックスフォード大学，2000年から2010年まで英国キングスカレッジロンドン精神医学研究所心理学部，2010年より現職。

強迫性障害への認知行動療法
2011年9月29日　初版第1刷発行

著　者　ポール・サルコフスキス
監訳者　小堀　修　清水栄司　丹野義彦　伊豫雅臣
発行者　石澤雄司
発行所　㈱星和書店
〒168-0074　東京都杉並区上高井戸1-2-5
電話　03（3329）0031（営業部）／03（3329）0033（編集部）
FAX　03（5374）7186（営業部）／03（5374）7185（編集部）
http://www.seiwa-pb.co.jp

©2011 星和書店　　Printed in Japan　　ISBN978-4-7911-0786-5

・本書に掲載する著作物の複製権・翻訳権・上映権・譲渡権・公衆送信権（送信可能化権を含む）は㈱星和書店が保有します。
・JCOPY　〈（社）出版者著作権管理機構　委託出版物〉
本書の無断複写は著作権法上での例外を除き禁じられています。複写される場合は，そのつど事前に（社）出版者著作権管理機構（電話03-3513-6969，FAX 03-3513-6979，e-mail：info@jcopy.or.jp）の許諾を得てください。

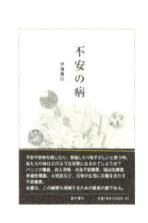

不安の病

[著] 伊豫雅臣
四六判　208頁　本体価格 1,500円

気のせいではない不安の症状

パニック障害、社会恐怖（対人恐怖・社会不安障害）、強迫性障害、疼痛性障害、心気症など、日常の生活に支障をきたす不安障害について、その心理的成り立ち、実態、治療について、平易な文章でわかりやすく解説する。

自分でできる認知行動療法

うつと不安の克服法

[著] 清水栄司
四六判　224頁　本体価格 1,900円

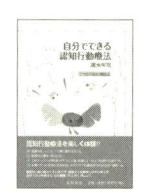

一人で体験する認知行動療法の世界

本書は、うつや不安に悩む人のために、うつや不安障害の治療に極めて効果的な認知行動療法を、自分一人で行うことができるように、全く新しく作成されたセルフヘルプのためのワークブックである。

発行：星和書店　http://www.seiwa-pb.co.jp　価格は本体（税別）です

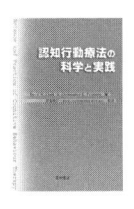

認知行動療法の科学と実践

[著] D.M.Clark, C.G.FairBurn
[監訳] 伊豫雅臣
A5判　296頁　本体価格 3,300円

認知行動療法の科学的根拠や疾患別治療法をわかりやすく解説した実践書。各疾患の精神病理を科学的に解析し、その病理をより効果的に改善させる方法を具体的に紹介する。

不安とうつの脳と心のメカニズム

感情と認知のニューロサイエンス

[著] Dan J. Stein　[訳] 田島 治、荒井まゆみ
四六判　180頁　本体価格 2,800円

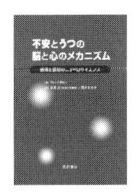

うつ病、不安障害、強迫性障害、パニック障害、PTSDなどの精神疾患における感情と認知の神経科学的な基盤を進化論的な視点も加えて、カラフルな図とともに分かりやすく解説。脳内のセロトニン神経系の機能と、脳における気分、感情の調節メカニズムを易しく理解することができる。

発行：星和書店　http://www.seiwa-pb.co.jp　価格は本体（税別）です

慢性疼痛の治療：
治療者向けガイド
認知行動療法によるアプローチ

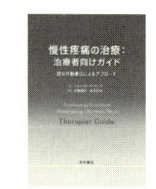

[著] ジョン・D・オーティス
[監訳] 伊豫雅臣、清水栄司　　A5判　　144頁　　本体価格2,000円

医療従事者が予想するよりも、強い痛みが長期間続いていると訴える患者さんは数多くいる。このような長期に持続する痛み、慢性疼痛に関しては、認知行動療法が有効であることが知られている。この治療者向けガイドは、患者用ワークブックを用いて患者さんを指導するためのもので、細かくテーマごとに分けられた11のセッションによって、治療目標を一歩ずつ確実に達成していくことが可能となる。

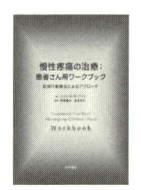

慢性疼痛の治療：
患者さん用ワークブック
認知行動療法によるアプローチ

[著] ジョン・D・オーティス
[監訳] 伊豫雅臣、清水栄司　　B5判　　96頁　　本体価格1,500円

長期間続く痛みは大変苦しいものですが、この慢性疼痛にも認知行動療法的アプローチが有効であることがわかっています。患者さんは、このワークブックにある11のセッションを1つ1つ学び実行していくことで、心身の悪循環に変化をもたらし、痛みを再びコントロールし、さまざまな仕事や生活を活動的に行うための第一歩を踏み出すことできます。医療関係者は治療者ガイドとの併用で、患者さんを指導します。

発行：星和書店　　http://www.seiwa-pb.co.jp　　価格は本体(税別)です